康体新环境：全民体质健康监控体系的构建

普春旺　杨晨飞◎著

中国纺织出版社

内 容 提 要

国民体质健康是我国社会发展的基础，其监测不仅能反映出被监测者或团体体质健康水平，同时，也为国家及相关部门制定及改进相关政策法规提供科学依据。本书就国民体质健康的监测管理、标准实施和体质促进等工作进行了系统介绍。无论是侧重于管理理论方面的监控体系的构建，或是侧重于监测实施方面的测试控制方法，还是侧重于体质健康促进方面的经验，都能够给体质健康工作的参与者以参考、启发和借鉴。

图书在版编目(CIP)数据

康体新环境：全民体质健康监控体系的构建／普春旺，杨晨飞著. -- 北京：中国纺织出版社，2019.12

ISBN 978-7-5180-5553-1

Ⅰ.①康… Ⅱ.①普… ②杨… Ⅲ.①公民-体格检查-监控体系-研究-中国 Ⅳ.①R194.3

中国版本图书馆 CIP 数据核字(2018)第 250386 号

责任编辑：姚 君　　责任校对：寇晨晨　　责任印制：储志伟

中国纺织出版社有限公司出版发行

地址：北京市朝阳区百子湾东里 A407 号楼　邮政编码：100124

销售电话：010-87155894　传真：010-87155801

http://www.c-textilep.com

E-mail:faxing@e-textilep.com

官方微博 http://www.weibo.com/2119887771

三河市宏盛印务有限公司印刷　各地新华书店经销

2019 年 12 月第 1 版第 1 次印刷

开本：710×1000　1/16　印张：13.75

字数：245 千字　定价：65.00 元

凡购本书，如有缺页、倒页、脱页，由本社图书营销中心调换

前言

随着社会经济的不断发展，人们的生活水平日益提高，但充裕的物质条件也带来了“文明病”“亚健康”等负面影响。生活和工作节奏越来越快，人们面临的压力也越来越大，而用于健身锻炼的时间却越来越少。再加上垃圾食品泛滥，肥胖的概率大大增加，尤其是青少年。因此，体质健康不仅成了当前研究领域的重要课题之一，同时也是全社会应该关注的方向。

关注体质健康，首先要对体质健康有所了解，那么就需要对体质健康进行测评，这是非常重要的一个步骤。这一步骤的实行能够为体质健康的进一步锻炼和发展提供一定的依据和指导，意义重大。但是，从当前形势来看，这方面的专门研究还相对较少，而且分析得不够透彻，涉及的面也不够广泛，这对于人们充分了解体质健康是不利的。鉴于此，笔者撰写了《康体新环境：全民体质健康监控体系的构建》一书，希望能够为改善上述问题提供一定的依据和支持。同时，也为进一步促进和提高国民体质健康起到应有的作用。

本书共安排七章内容。首先，对体质、体质与健康、评价指标、影响因素等研究全民体质健康的基本理论性内容进行系统的阐述，同时研究了国内外幼儿、儿童、青少年、成年、老年人群的体质状况；其次，全方面地对全民体质监控与测试、身体与心理的测量与评价、国民体质监控与测试的实施进行研究，得出影响全民体质健康提升的核心因素，为构建全民体质健康监控体系提供准确翔实的数据；最后，研究了运动健身与体质健康二者间的关系，并提出营造康体新环境，全民健身政策的实施势在必行。

本书在撰写过程中参考借鉴了部分专家学者的研究成果和观点，在此一并表示感谢！另外，由于时间和精力有限，书中不足之处在所难免，敬请广大读者批评指正！

作　者

2019年8月

目　录

第一章 绪论

体质是人体的质量，是人体形态结构、生理机能、身体素质和心理素质的总体的、比较稳定的特点，它是以遗传性和获得性为基础的。人类生产和生活是体质提供支持。对体质起着重要作用的首先是遗传，它是体质发生变化的先天基础，与体型、相貌、性格、机能、疾病、寿命等许多方面有关，但体质的强弱最终取决于后天的营养补充、体育运动、卫生条件等。换言之，通过体育运动和保健工作可以改变遗传因素的不良之处。实践证明，拥有一个强健的身体最有效的方式就是体育运动。

第一节 体质概论

一、体质的定义

每个个体或群体都希望自身体质达到理想状态，从而满足日常生活、工作等的需要。从理论上讲，人应该拥有良好的身体素质，这样的体质叫作理想体质，即通过后天的改变，在遗传基因还未充分表达时，让身体的形态、机能、身体素质、运动能力、心理和社会适应能力得到全面发展，并且处于相对良好的状态。由此可见，对每个独立的个体来说，遗传、环境、营养及从事的劳动工作、活动会产生不同的差异，即证明了不同的体质会对它们产生不同的反应。现代体质学的观点认为，体质表示着人类的全部身心健康，它的表现形式为发育、生理机能、身体素质和运动能力，以及心理、情绪、行为、适应能力等，其有遗传和各种环境因素的约束条件。许多研究结果显示，体质与卫生、保健、锻炼、娱乐活动等密切相关。体质测量与研究的最终目的是增强体质，促进人们身心全面发展和全面健康。体质及其影响因素如图 1-1 所示。

生产力三要素包括劳动者、劳动工具和劳动对象。而劳动者（人）是生产力中占主导地位的要素，人的体质与健康决定了生产力水平的高低。因此，国民体质是影响社会生产力的重要因素，国力强大的重要基础和社会文明的进步的主要标志。21 世纪，综合国力的竞争是以经济和科技为基础的，而且竞争越来越激烈，从一方面来看，竞争不仅是高学历人才的竞争，也是整个民族发展的竞争。所以，促进健康、增强国民体质不仅关系到人民群众的切身利益，更是关系到国家发展的战略性问题，是关系到建立、发展、完善和谐环境的主要问题。随着我国经济的飞速发展和人民生活水平的逐渐提升，国家为进一步加强国民体质的建设工作，让国民的体质建设逐渐趋于法制化、规范化，制定了强有力的制度。国家和各省（自治区、直辖市）的每个五年规划都提出了国民体质建设的具体指标和措施。

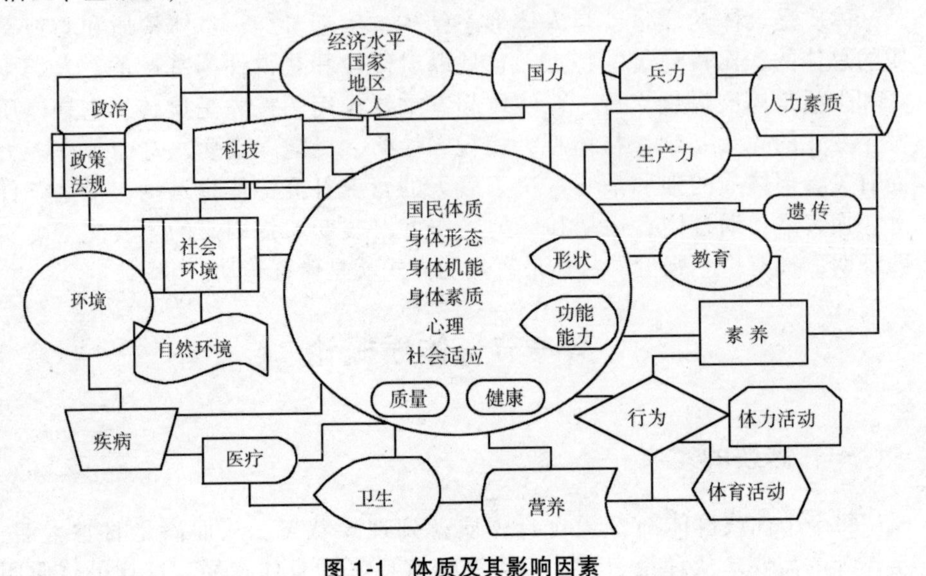

图 1-1　体质及其影响因素

二、体质的范畴

体质的范围包括人体形态结构、生理功能、身体素质、运动能力、心理因素等方面，这些方面的总体表现为体质的强弱，以下为它的 5 个主要表现。

（1）身体的形态发育水平，具体表现为体格、体型、体姿、身体成分、营养状况等。

（2）身体的生理机能水平，具体表现为机体的新陈代谢状况和各器官、系统的功能、效能等。

（3）身体的素质和运动能力水平，具体表现在速度、力量、耐力、灵敏、协调、柔韧以及走、跑、跳、投、攀爬能力等方面。

（4）心理的发育水平，主要包括智力、情感、行动、感知觉、个性、性格、意志等。

（5）适应能力，具体表现为自然环境、社会环境、生活中各种事件的适应接受范围，对疾病和阻碍健康的不良反应能够激发原有的抵抗能力或抗病的能力。

总而言之，对一个人的体质健康综合、全面的点评，需要就以上几点进行综合分析。

三、理想体质的主要标志

健康为体质提供支持，体质强弱决定了生活、工作的质量。可以根据以下标准来衡量体质是否达标。

（1）身体健康，表现为各个器官的健康。

（2）身体形态发育良好，体格强健，身体匀称。

（3）呼吸系统、心血管系统和运动系统拥有良好的生理性能。

（4）运动能力和工作能力强。

（5）心理发育良好，性格乐观，意志坚定，有较强的抗干扰、抗刺激能力。

（6）对自然和社会环境拥有较强的适应能力。

第二节　体质与健康

一、体质与健康的密切关系

在我国，“体质”的概念一直被认为是这样的：“体质就是人体的质量，它的基础是遗传性和获得性表现出来的，比较稳定的特有的体质特征，这些稳定的特征包括身体形态、生理机能、身体素质和心理状态。”

20世纪70年代，联合国世界卫生组织（World Health Organization，WHO）在世界保健大宪章中对“健康”的定义为：健康不仅是身体健康或不虚弱，还要求人有良好的生理、心理状态和社会的适应能力。这表现了生物医学模式向生物—心理—社会医学模式的变化。健康并不仅仅是没有疾病，要拥有良好的心理素质和社会适应能力，就要坚定否决“没有病就健康”的观念，需要人们改变传统观念，拥有正确的健康观，养成健康的生活习惯，来保持身体健康。

体质和健康对身、心两个方面同时提出了要求。同时，我们也要正确理解体质与健康的辩证关系，即体质是健康的物质基础，是人体维持良好健康状态的前提，健康是体质的外在表现。但是，体质好的人不一定就是健康的人，因为一个人的体质指标好只是有了好的健康基础，并不能反映他的疾病状况；而一个健康的人，他的体质一定是很好的。如今，人们意识到了形态对人体的关键性，一定的形态结构表现为一定的生理功能，所以评价是否健康的另一个方面为形态。相比传统方式，以前在评价健康时，通常以每个人的运动成绩为评判标准。根据现代医学和运动生理学的研究发现表示，健康与否的表现标准为人体心血管系统和呼吸系统功能的强弱。它是人类生命和工作时间长短的基础。在运动时应该着重注意人的心血管系统和呼吸系统功能的作用。所以，机能的评价也是体质测评标准的重要基础。

从《国际体质评价指标》的发展演变来看，每个从事体质测试的组织或国家机构都试图在体质的理念和选择测试指标方面达成共识，但是由于每个组织和国家机构观念各不相同，因此测试指标仍有较大的区别。美国研究体质的历史相对较长，基本完成了由测试“运动技术指标”向测试“健康指标”的过渡，学科发展也相对完善。美国一般使用健康体质（也被称为健康体适能）测试方法，这种测试方法更加注重人体的心肺功能，具有良好的心肺功能对预防心血管疾病和冠心病具有重要意义。肌肉力量是人体运动的必备条件，日本人在肌肉力量这方面表现得较为突出，日本的体质测试指标也十分合理。1998 年日本对沿用了 30 多年的体力诊断和运动能力测试进行了改革，如今已经包括耐久跑、握力、50 米跑、立定跳远、坐位体前屈、仰卧起坐等多项测试指标。

影响健康的因素包括客观因素和主观因素，由于研究的方法和角度不同,众多研究的结果也不尽相同。如 WHO 认为,一个人的健康和寿命 15%～20% 取决于生物学因素，20%～25% 取决于环境因素，10%～15% 取决于卫生服务因素，50%～55% 取决于个人的生活方式与行为。而另有资料表明，影响健康的主要因素有遗传因素、社会环境、气候条件、医疗条件、生活习惯（包括饮食、睡眠运动、心理因素等）、现代污染。其中污染有以下方面：食品污染（使用农药、化肥、抗生素、生长素等）；生食污染、熟食品污染（使用防腐剂、乳化剂、空型剂、色素等）；空气污染（工业废气、汽车尾气、臭氧层破坏）；水源污染（工业废水、农业污染、重金属污染）；放射污染（手机、电视、电脑、微波炉等的辐射）。一个人生活方式与行为是影响健康的最主要因素，改善健康就要从培养良好的生活习惯、增强个体体质着手。

WHO 曾宣布威胁人类健康的十大因素包括肥胖、高血压、胆固醇过高、体重过重与营养不均衡、免疫力低下、吸烟、饮酒和酗酒、空气环境污染、不安全性行为、不洁饮水和恶劣卫生条件，还指出全球每年死亡 5600 万人中有 40%（约 2249 万人）是死于以上 10 种因素，若减少危险因素足以长寿 10 年。一粒种子要长成参天大树需要具备哪些条件？阳光、空气、水、土壤……一个新的生命来到这个世界上健康成长，要具备哪些条件？食物、空气、睡眠……因此，健康的八大要素就是阳光、空气、水、食物、运动、睡眠、节欲、快乐的心情。

二、健康评价

健康评价对于每个人来说都是非常重要和有意义的。1996 年，WHO 提出了肌体健康“五快”标准和精神健康“三良好”标准。

（一）机体健康“五快”标准

（1）吃得快。进餐时，有良好的食欲，不挑剔食物，并能很快吃完一顿饭。

（2）便得快。一旦有便意，能很快排泄完大小便，而且感觉良好。

（3）睡得快。有睡意，上床后能很快入睡，且睡得好，醒后头脑清醒，精神饱满。

（4）说得快。思维敏捷，口齿伶俐。

（5）走得快。行走自如，步履轻盈。

（二）精神健康“三良好”标准

（1）良好的个性人格。情绪稳定，性格温和；意志坚强，感情丰富；胸怀坦荡，豁达乐观。

（2）良好的处事能力。观察问题客观、现实，具有较好的自控能力，能适应复杂的社会环境。

（3）良好的人际关系。助人为乐，与人为善，对人际关系充满热情。

2000 年，WHO 提出了“合理膳食，戒烟和少量饮酒，心理健康，克服紧张压力，适量运动”的促进健康新建议。WHO 将成年人划分为三个年龄阶段：18～44 岁为青年期，45～59 岁为中年期，60 岁以上为老年期。其中 60～74 岁为年轻老年期（早老期），75～89 岁为老年期，90 岁及以上为长寿老年期。根据这些概念，提出健康分级：第一级就是身体健康，没有饥寒，能够在生活和工作当中每天充满精力，具有基本的卫生要求，知道必要的预防和急救知识。第二级就是具有稳定的工作和收入，具有一定的经济条件，能够每天根据自己的意愿生活，拥有新的科技成果。第三级就是主动追求健康的生活，可以主动调节自己的心理情况来适应社会压力，并且为社会做出贡献。

WTO 对健康行为及表现也做出了总结。

（1）活力满满，能够每天对日常生活和工作压力进行自我调节。

（2）做事积极，态度量化，勇于承担任务和责任不抱怨。

（3）具有良好的睡眠，休息充足。

（4）能够对各种环境的变化具有适应能力。

（5）体重合适，体型匀称，站立时头、臂、臀比例协调。

（6）具有抵抗力，不被感冒和传染病传染。

（7）视力清晰，眼睑无炎症。

（8）牙齿干净、无疼痛、不缺少，牙齿颜色白净、无出血。

（9）头发干净，没有头屑。

（10）皮肤、肌肉具有弹性、光泽，走路轻松。

健康对于具体的个人而言是一个主观感受，某人感觉到不健康了就会去求医，但是一个感觉完全健康的人未必就没有疾病，现代医学在评估健康时把“自我健康评价”也包含在内。健康与疾病是一个连续的过程，或者说健康是一个相对的概念，现代医学承认无法把握绝对的健康，因此在判断健康时使用的是一个人为的标准。WHO 提出的是健康标准，而非健康“本质”。标准虽然是人定的但绝不是空想出来的，而且所有的指标都是可以测量和比较的。飞行员的健康标准是听力、视力、体格等；厨师的健康标准是没有相关传染病等。对于一个残疾人来说，并不能因为他不符合飞行员的标准就说他是不健康的。为了评估健康产生了一系列方法，最早包括是否有疾病、发病率、期望寿命等。随着医学科学的发展，人们认为不但要考虑寿命，还要考虑质量。

更多人认为躺在床上奄奄一息地活 5 年比不上元气满满地活 4 年，因此产生了健康期望寿命的指标，该指标不包含疾病造成的寿命质量损失。当然这也不是绝对的，有的人可能认为多活一年更重要，因此，在健康评估时又加入人的主观感受，把自我的健康评价等内容包含进来。以往的健康评估更多地考虑疾病方面，而在健康的正方向上考虑较少，如睡眠好不好、精力是否旺盛等。现在人们有了新的健康评估体系——生命质量评价体系（Quality of Life，QOL）。大多数人的健康评估都可以使用 QOL100 等量表，特殊人群也可以采取 QOL 的其他量表进行评估。

三、大健康

大健康是随着时代的变更、社会需要的变化和疾病的改变而提出的一个概念。它的范围包括人的衣食住行和生老病死，主要是影响健康的危险和误区，实行贯穿生命全过程的全面管理。因此，应将健康理解为无处不在、无时不在、无所不涉、无人能免的一个状态、一种理念和行为。

从空间上看，大健康不仅追求身体健康，还要覆盖精神、心理、社会、环境、道德、消费、信息等方面的完全健康。从时间上看，大健康要覆盖人的全生命周期，即从生到死，从少到老，均要强调健康优先。

大健康实质就是强调对人的全时空健康管理，从生到死，从内到外，从个体到群体，从家庭、学校、职场到社会，从白天到夜晚，从室内到户外，从线上到线下，从天空到地下，从城市到乡村……理想就是让健康无处不在，无时不在，努力消除一切人为的健康风险。

通常我们知道的“健康”，就是“health”；现在又有了一个新的“wellness”，意指“全面健康和幸福的生活”，包括以下10个方面的内容。

（1）社会健康（social wellness）：家庭和社会关系良好。

（2）职业健康（occupational wellness）：工作舒心。

（3）信仰健康（spiritual wellness）：信仰坚定，三观成熟。

（4）身体健康（physical wellness）：器官、肌肉、骨骼。

（5）智力健康（intellectual wellness）：注意、记忆、反应、理性。

（6）情绪健康（emotional wellness）：积极、乐观。

（7）环境健康（environmental wellness）：安全、无污染。

（8）财务健康（financial wellness）：收支平衡、消费理性。

（9）心理健康（mental wellness）：个性正常、适应环境刺激。

（10）医疗健康（medical wellness）：安全、有效。

四、健康中国与国民体质监测

在全面建设小康社会的进程中，国民体质建设和研究受到了政府和国民的广泛关注。中国共产党中央委员会（简称中共中央）、国务院2016年10月25日发布《“健康中国2030”规划纲要》，明确提出“提高全民身体素质”，到2030年，城乡居民达到《国民体质测定标准》合格以上的人数比例为92.2%，国家学生体质健康标准达标优秀率为25%以上，还强调开展国民体质测试，完善体质健康监测体系，开发应用国民体质健康监测大数据，开展运动风险评估。

健康是促进人全面发展的必要条件，是经济社会不断进步的基础，是国家强大、民族振兴的重要标志，也是全国各族人民的共同愿望。“没有全民健康，就没有全民小康”，已经成为国家共识。健康中国国家战略的规划对于更好地开展国民体质监测工作，使国民体质监测常态化、生活化以及国民体质监测与科学健身指导服务相结合，提出了新的、更高的要求，也为体医结合、体医融合提供了良好契机。

第三节　体质与健康评价的指标

对于体质与健康评价的指标，本节主要以大学生健康与体质的联系指数进行分析。

一、体质的评价指标

关于体质评测的标准内容和方式有很多，大学生身体实际情况的评价指标一般包括以下几个方面。

（一）身体形态发育指标

身高、体重、胸围三项是体现身体形态的基本内容，根据这三项的测试结果，可以得出骨骼、肌肉的发育以及营养和呼吸功能的情况。

（二）生理机能指标

人体每个器官的功能情况叫作生理机能，根据脉搏、血压和肺活量的测试结果，来表示心血管系统和呼吸系统的生长发育和机能的发展情况。

（三）身体素质和运动能力指标

目前，我国大学生测量身体素质和运动能力时，代表速度素质和快速奔跑能力的是 50 米跑；代表下肢、肩部和腰腹力量协调素质及跳跃能力的是立定跳远；代表上肢力量和攀登能力的是引体向上或握力；代表女生腰腹肌力量和耐力的是 1 分钟快速仰卧起坐；代表持久能力反映人体心肺功能的是男生 1000 米跑和女生的 800 米跑，或 50 米×8 往返跑；代表柔韧素质的坐位体前屈等。

（四）心理指标

反应情况、感知情况、注意力和认知情况叫作心理指标。

二、健康的评价指标

在制定健康指标时，必须把年龄、性别、地区等因素的差别加以考虑，还要考虑民族差异。一般情况下，身体的健康、精神的健康和社会适应三方面是构成人体的健康指标。

（1）身体的健康。健康除了身体没有疾病之外，还包括内在精神、身体两个方面都能够对自然和社会环境进行快速完全地适应。

（2）精神的健康。主要指人的行为、思想和价值观方向相同，积极向上，拥有对美和善的憧憬，感觉生活有意义，能够每天充满精力地做任何事情，完成各项任务，并且很享受这个过程，能够发现其中的乐趣和自我价值得到体现，觉得生活更加有意义。

（3）社会适应的健康。能积极、乐观地去享受生活中的角色，如朋友、邻居、同学、恋人等，能够在社会各领域的生活中发挥积极的作用。

三、体质与健康的综合评价方法

对于全日制中小学、中等职业学校和普通高等学校的在校学生来说，《国家学生体质健康标准》（以下简称《标准》）都是比较适用的。《标准》采用百分制来进行计分。测试项目包括身高、体重、肺活量、握力、坐位体前屈、立定跳远、仰卧起坐、台阶试验、100 米跑、50 米×8 往返跑、800 米跑、1000 米跑。新标准的特点为“更科学的评估体系”。经过科学研究表明，身体的形态对人体的健康的意义越来越重要。一个人是否健康可以通过其心血管系统和呼吸系统功能的强弱反映出来，这两个指标也是决定人的生命长短的重要因素。在新标准中，机能的评价也被列为一个重要指标，见表 1-1 至表 1-4。

《标准》的主要目的是为了使学生和整个社会都能重新认识健康概念，让学生能够实现体质健康，为有一个健康的身体提供更大的帮助和监督；能够使学校体育课程得到全面的改变；能够对学生的体质和健康情况进行检测和统计，能使学生充分发挥体育运动积极性和自觉性，使以后的生活都健康；能够减轻学生的学习压力和教师们的负担，让学校的管理更加系统化。这样，学生的身体就能够健康的发育和成长，形态机能各方面都能够协调发展，激励学生能够主动参加体育锻炼。

表 1-1　学生体质健康评分标准（男生）

分值/项目		台阶试验	1000 米跑	肺活量体重指数	50 米跑（秒）	立定跳远（厘米）	坐位体前屈（厘米）	握力体重指数
优秀	成绩 分数	59 以上 20	3′39 以下 20	75 以上 15	6.8 以下 30	255 以上 30	18.1 以上 20	75 以上 20
	成绩 分数	58～54 17	3′40～3′46 17	74～70 13	6.9～7.0 26	254～239 25	18.0～16.0 17	74～70 17

续表

分值/项目		台阶试验	1000米跑	肺活量体重指数	50米跑（秒）	立定跳远（厘米）	坐位体前屈（厘米）	握力体重指数
良好	成绩	53～50	3′47～4′00	69～64	7.1～7.3	249～239	15.9～12.3	69～63
	分数	16	16	12	25	25	16	16
	成绩	49～46	4′01～4′18	63～57	7.4～7.7	238～227	12.2～8.9	62～56
	分数	15	15	11	23	23	15	15
及格	成绩	45～43	4′19～4′29	56～54	7.8～8.0	226～220	8.8～6.7	55～51
	分数	13	13	10	20	20	13	13
	成绩	42～40	4′30～5′04	53～44	8.1～8.4	219～195	6.6～0.1	50～41
	分数	12	12	9	18	18	12	12
不及格	成绩	39以下	5′05以上	43以下	8.5以上	194以下	0.1以下	40以下
	分数	10	10	8	15	10	10	10

表1-2　学生体质健康评分标准（女生）

分值/项目		台阶试验	800米跑	肺活量体重指数	50米跑（秒）	立定跳远（厘米）	坐位体前屈（厘米）	握力体重指数	仰卧起坐（次/分钟）
优秀	成绩	56以上	3′37以下	61以上	8.3以下	196以上	18.1以上	57以上	44以上
	分数	20	20	15	30	30	20	20	20
	成绩	55～52	3′48～3′45	60～57	8.4～8.7	195～187	18.0～16.2	56～52	43～41
	分数	17	17	13	26	26	17	17	17
良好	成绩	51～48	3′46～4′00	56～51	8.8～9.1	186～178	16.1～13.0	51～46	40～35
	分数	16	16	12	25	25	16	16	16
	成绩	47～44	4′01～4′19	50～46	9.2～9.6	177～166	12.9～9.0	45～40	34～28
	分数	15	15	11	23	23	15	15	15
及格	成绩	43～42	4′20～4′30	45～42	9.7～9.8	165～161	8.9～7.8	39～36	27～24
	分数	13	15	10	20	20	13	13	13
	成绩	41～25	4′31～5′03	41～32	9.9～11.0	160～139	7.7～3.0	35～29	23～20
	分数	12	12	9	18	18	12	12	12

续表

分值/项目		台阶试验	800米跑	肺活量体重指数	50米跑（秒）	立定跳远（厘米）	坐位体前屈（厘米）	握力体重指数	仰卧起坐（次/分钟）
不及格	成绩	24以下	5′04以上	31以下	11.1以上	138以下	2.9以下	28以下	19以下
不及格	分数	10	10	8	15	15	10	10	10

注：大学生《学生体质健康标准》中测试项目分为选测和必测项目。其中必测项目包括身高、体重、肺活量。选测项目为三项：男生从台阶试验、1000米中二选一，坐位体前屈、握力中二选一；女生从台阶试验、800米跑中二选一，从50米跑、立定跳远二选一，从坐位体前屈、握力、仰卧起坐中三选一。

表1-3　男大学生身高标准体重（体重单位：千克）

身高段（厘米）	营养不良	较低体重	正常体重	超重	肥胖
	7分	9分	15分	9分	7分
160.0～160.9	<43.1	43.1～52.5	52.6～60.0	60.1～62.5	≥62.6
161.0～161.9	<43.8	43.8～53.3	53.4～60.8	60.9～63.6	≥63.4
162.0～162.9	<44.5	44.5～54.0	54.1～61.5	61.6～64.0	≥64.1
163.0～163.9	<45.3	45.3～54.8	54.9～62.5	62.6～65.0	≥65.1
164.0～164.9	<45.9	45.9～55.5	55.6～63.2	63.6～65.7	≥65.8
165.0～165.9	<46.5	46.5～56.3	56.4～64.0	64.1～66.5	≥66.6
166.0～166.9	<47.1	47.1～57.0	57.1～64.7	64.8～67.2	≥67.3
167.0～167.9	<48.0	48.0～57.8	57.9～65.6	65.7～68.2	≥68.3
168.0～168.9	<48.7	48.7～58.5	58.6～66.3	66.4～68.9	≥69.0
169.0～169.9	<49.3	49.3～59.2	59.3～67.0	67.1～69.6	≥69.7
170.0～170.9	<50.1	50.1～60.0	60.1～67.8	67.9～70.4	≥70.5
171.0～171.9	<50.7	50.7～60.6	60.7～68.8	68.9～71.2	≥71.3
172.0～172.9	<51.4	51.4～61.5	61.6～69.5	69.6～72.1	≥72.2
173.0～173.9	<52.1	52.1～62.2	62.3～70.3	70.4～73.0	≥73.1
174.0～174.9	<52.9	52.9～63.0	63.1～71.3	71.4～74.0	≥74.1

续表

身高段（厘米）	营养不良	较低体重	正常体重	超重	肥胖
	7分	9分	15分	9分	7分
175.0～175.9	<53.7	53.7～63.8	63.9～72.2	72.3～75.0	≥75.1
176.0～176.9	<54.4	54.4～64.5	64.6～73.1	73.2～75.9	≥76.0
177.0～177.9	<55.2	55.2～65.2	65.3～73.9	74.0～76.8	≥76.9
178.0～178.9	<55.7	55.7～66.0	66.1～74.9	75.0～77.8	≥77.9
179.0～179.9	<56.4	56.4～66.7	66.8～75.7	75.8～78.7	≥78.8
180.0～180.9	<57.1	57.1～67.4	67.5～76.4	76.5～79.4	≥79.5
181.0～181.9	<57.7	57.7～68.1	68.2～77.4	77.5～80.6	≥80.7
182.0～182.9	<58.5	58.5～68.9	69.0～78.5	78.6～81.7	≥81.8
183.0～183.9	<59.2	59.2～69.6	69.7～79.4	79.5～82.6	≥82.7
184.0～184.9	<60.0	60.0～70.4	70.5～80.3	80.4～83.6	≥83.7
185.0～185.9	<60.8	60.8～71.2	71.3～81.3	81.4～84.6	≥84.7
186.0～186.9	<61.5	61.5～72.0	72.1～82.2	82.3～85.6	≥85.7
187.0～187.9	<62.3	62.3～72.9	73.0～93.3	83.4～86.7	≥86.8
188.0～188.9	<63.0	63.0～73.7	73.8～84.2	84.3～87.7	≥87.8
189.0～189.9	<63.9	63.9～74.5	74.6～85.0	85.1～88.5	≥88.6
190.0～190.9	<64.6	64.6～75.4	75.5～86.2	86.3～89.8	≥89.9

表 1-4　女大学生身高标准体重（体重单位：千克）

身高段（厘米）	营养不良	较低体重	正常体重	超重	肥胖
	7分	9分	15分	9分	7分
150.0～150.9	<39.9	39.9～46.6	46.7～56.2	56.3～59.3	≥59.4
151.0～151.9	<40.3	40.3～47.1	47.2～56.7	56.8～59.8	≥59.9
152.0～152.9	<40.8	40.8～47.6	47.7～57.4	57.5～60.5	≥60.6

续表

身高段（厘米）	营养不良	较低体重	正常体重	超重	肥胖
	7分	9分	15分	9分	7分
153.0～153.9	<41.4	41.4～48.2	48.3～57.9	58.0～61.1	≥61.2
154.0～154.9	<41.9	41.9～48.8	48.9～58.6	58.7～61.9	≥62.0
155.0～155.9	<42.3	42.3～49.1	49.2～59.1	59.2～62.4	≥62.5
156.0～156.9	<42.9	42.9～49.7	49.8～59.7	59.8～63.0	≥63.1
157.0～157.9	<43.5	43.5～50.3	50.4～60.4	60.5～63.6	≥63.7
158.0～158.9	<44.0	44.0～50.8	50.9～61.2	61.3～64.5	≥64.6
159.0～159.9	<44.5	44.5～51.4	51.5～61.7	61.8～65.1	≥65.2
160.0～160.9	<45.0	45.0～52.1	52.2～62.3	62.4～65.6	≥65.7
161.0～161.9	<45.4	45.4～52.5	52.6～62.8	62.9～66.2	≥66.3
162.0～162.9	<45.9	45.9～53.1	53.2～63.4	63.5～66.8	≥66.9
163.0～163.9	<46.4	46.4～53.6	53.7～63.9	64.0～67.3	≥67.4
164.0～164.9	<46.8	46.8～54.2	54.3～64.5	64.6～67.9	≥68.0
165.0～165.9	<47.4	47.4～54.8	54.9～65.0	65.1～68.3	≥68.4
166.0～166.9	<48.0	48.0～55.4	55.5～65.5	65.6～68.9	≥69.0
167.0～167.9	<48.5	48.5～56.0	56.1～66.2	66.3～69.5	≥69.6
168.0～168.9	<49.0	49.0～56.4	56.5～66.7	66.8～70.1	≥70.2
169.0～169.9	<49.4	49.4～56.8	56.9～67.3	67.4～70.7	≥70.8
170.0～170.9	<49.9	49.9～57.3	57.4～67.9	68.0～71.4	≥71.5
171.0～171.9	<50.2	50.2～57.8	57.9～68.5	68.6～72.1	≥72.2
172.0～172.9	<50.7	50.7～58.4	58.5～69.1	69.2～72.7	≥72.8
173.0～173.9	<51.0	51.0～58.8	58.9～69.9	69.7～73.1	≥73.2
174.0～174.9	<51.3	51.3～59.3	59.4～70.2	70.3～73.6	≥73.7

续表

身高段（厘米）	营养不良	较低体重	正常体重	超重	肥胖
	7分	9分	15分	9分	7分
175.0～175.9	<51.9	51.9～59.9	60.0～70.8	70.9～74.4	≥74.5
176.0～176.9	<52.4	52.4～60.4	60.5～71.5	71.6～75.1	≥75.2
177.0～177.9	<52.8	52.8～61.0	61.1～72.1	72.2～75.7	≥75.8
178.0～178.9	<53.2	53.2～61.5	61.6～72.6	72.7～76.2	≥76.3
179.0～179.9	<53.6	53.6～62.0	62.1～73.2	73.3～76.7	≥76.8
180.0～180.9	<54.1	54.1～62.5	62.6～73.7	73.8～77.0	≥77.1

第四节　我国居民体质健康状况调查

一、我国城乡居民的体质健康现状对比

（一）我国城乡居民综合身体素质水平

根据我国城乡居民综合身体素质的相关调查可知，在综合身体素质方面，我国城镇社区居民同城乡社区居民存在着比较明显的不同。其主要原因是我国农村居民和城镇居民的经济水平以及受教育程度方面存在一定的差距，在对社区居民身体素质产生影响方面，经济收入水平是其中一个非常重要的因素。另外，农村社区居民对体育活动的认识不够。

（二）我国城乡居民患慢性病的情况

从糖尿病、高血压等一些慢性疾病的患病情况来看，我国城镇居民比农村社区居民的生活水平稍高，发病率也较高，其主要原因是生活习惯导致的“三高”，即高脂肪、高糖、高蛋白。正因为含“三高”的食物在膳食中所占较多，才会导致营养过剩和营养不良，还有一些不良的生活方式如暴饮暴食造成的高血脂、脂肪肝、糖尿病、高血压等，这些疾病如果没有得到及时的预防和治疗，便会演变成中风、冠心病等。从医学临床研究可知，我国城镇居民脂肪肝的患病率逐年增多，而且患者年龄越来越小，发病率最高的年龄为30～40岁。

（三）我国城乡居民体育锻炼及吸烟情况

1. 我国城乡居民体育锻炼情况

在促进居民健康水平不断提高方面，体育锻炼具有非常重要的作用。根据近几年的相关调查发现，城乡社区居民体育锻炼的情况并不乐观，参与体育锻炼的比例非常低，每周体育锻炼持续时间短、次数少，且城乡社区居民也有显著差异。在影响农村社区居民身体健康的因素中，除经济、文化外，体育锻炼是一个非常重要的因素。农村社区居民不能将体力劳动代替体育运动。

以下为农村社区较少参加体育锻炼的主要原因：

（1）缺少对体育运动的了解。

（2）缺乏科学体育锻炼的指导。

（3）没有体育锻炼的地点。

所以，加强对农村社区居民体育锻炼的教育指导是我们面临的主要问题。应让社会指导员充分发挥作用，促进农村居民的体育锻炼意识加强。在以后的社区规划中，对体育地点和体育设施的规划要周全。

2. 城乡社区居民的吸烟率较高且有显著差别

农村社区居民比城镇社区居民的经济收入水平低，但是农村居民比城镇社区居民的吸烟率要高出很多。调查指出，每年我国因吸烟而死亡的人数就达到100万人以上。根据相关调查统计，到2030年，吸烟所造成的心血管疾病、肺癌、慢性阻塞性肺部疾患的人数会达到300万人以上，每年出生的聋哑儿童数量会达到3万人以上，这都是由吸烟、噪声环境污染、药物、遗传、感染、疾病等因素造成的。吸烟不仅对自己有危害，还污染环境，也会对周围的人造成身体伤害，特别是妇女、儿童。我国吸烟群众患病和死亡率为51.4%，在农村吸烟群众中，烟龄出现越来越低的情况。为解决这种问题，应该加强对青少年进行教育，政府应当制定和执行有利于健康的控烟政策和法律、法规，采取宣传、教育与立法相结合的措施，降低城乡社区居民的吸烟率，提高城乡社区居民的健康水平。

二、我国学生的体质健康现状

（一）我国学生的健康状况

1. 身体形态

根据学生发育的情况，身体形态是学生成长发育情况的重要的外显指标，一般是围度、长度、重量以及相互关系。根据学生体质调查表明，我国学生的总体形势为两极分化严重，以前的细长型向适中型发展，表现为胖的太胖，瘦的太瘦。大学生中超重和肥胖的学生越来越多，超重和肥胖问题成为当代大学生健康水平中不可忽视的问题。

2. 肺活量指数

在对人体的持续工作能力和体质健康进行衡量时，肺活量是其中的一个重要因素，在对学生体质健康进行评价方面具有非常重要的意义。根据相关调查表明，我国学生的肺活量与以往相比有所下降，肺活量指数不达标。主要原因是学生在生活中很少进行体育锻炼，特别是较大运动量的耐力性运动。

3. 身体素质

身体素质主要为柔韧、力量、爆发力、耐力、速度等，根据相关文献可知，学生的身体素质水平出现下降趋势，在下降幅度方面呈现不同的特征。比如，重庆大学的大学生体质健康情况显示，现在的大学生相比往年的大学生肺活量、体重指数明显下降，且下降速度非常快，男、女肺活量指数均低于全国平均指数。除了在弹跳（立定跳远）方面有所提高之外，在耐力、速度、爆发力等身体素质方面也显示出明显下降。由此可知，我国学生的身体形态发生了较大变化，肺活量体重指数也呈现出下降的趋势，耐力素质是其中下降最为明显的，这种机能、素质、形态发展不平衡，主要是由于大学生缺乏相应的体育锻炼所造成的。

（二）我国学生体质下降的原因

学生体质的不断下降现已成为世界性问题，这些年来，美国、日本及欧洲一些国家都报道了有关学生体质不断下降的相关研究。我国学生体质健康存在突出问题且发展较为迅速，在政府文件中也指出令我国学生体质健康水平下降的原因有两点：首先，受应试教育的影响，对升学率的过分追求使得学校和社会都出现轻体育、重教育的情况。学生学习压力巨大，没有休息和参加体育锻炼的时间。其次，缺乏体育地点和体育设施的建设，也使学生的体育锻炼和体育课质量难以得到有效保障。

我国学生体质下降的原因有以下几点。

1. 不良生活习惯

物质生活的不断充足和各种各样的现代生活方式导致一些学生长期偏食、不吃早餐、盲目减肥、暴饮暴食，对营养卫生知识缺乏正确的学习和掌握，这导致了学生营养不充分。部分学生还有吸烟、酗酒、熬夜、泡网吧等不良生活习惯。电子游戏对于学生的吸引力更大，使学生成为手机、游戏机、计算机前的静态生活群体，参加体育锻炼的时间越来越少。此外，一些学生对于体育健康虽有一些正确的认识，并具有一定的健身意识，但体育健身行为不积极也不坚定，没有很好的健身习惯，体质也会不断下降。

2. 家庭教育误区

很多家长缺乏营养卫生方面的知识，没有让孩子从小养成良好的饮食习惯，后期可能会造成营养不良，身体代谢不平衡，主要表现为铁缺乏、钙摄入量不足、维生素和微量元素摄入不足等。我国奶制品的消费量和其他国家也有很大的差距。一些中国家长比较看重自己的孩子能否考进重点学校，孩子的双休日也安排得很满，孩子锻炼的时间也在减少。

在体育锻炼方面，家长也应该起到一个好的带头作用，这样会潜移默化地影响到孩子，使孩子从小养成爱运动的好习惯。

3. 大学校园体育文化氛围不浓

一方面，由于重智育、轻体育的现象在社会和学校中普遍存在，使得学校领导对体育没有形成足够的重视。具体表现为，在学生教学工作的开展中没有重视体育教育。体育工作基本由体育部门自行安排和组织，体育经费不足，体育场地器材缺乏，体育训练、竞赛活动难以进行。由于部分文件精神没有彻底执行，体育教师在课外训练中没有得到相应的报酬，导致体育教师的教学积极性不高。

另一方面，学生不参与学校体育相关的社团活动和俱乐部活动，其主要原因是社团、俱乐部的规模不大，没有相应的管理制度。还有就是学校对体育方面宣传力度不大，没有相应的运动氛围，学生的课外活动和早操、课间操都是敷衍了事，没有实际的运动意义，也没有相应的管理制度。更有甚者，有的学校没有课间操，学生只是自主活动。

所以，导致学生体质逐渐下降的根本原因是校园文化氛围不足，无法调动学生的积极性。

4. 体育教师没能很好地激发学生锻炼的积极性

调查显示，学生愿意参加体育课的主要原因是兴趣爱好，学生不愿意参加体育课和课外活动的主要原因也是缺少特长。一些学生不喜欢体育老师也是他们不喜欢上体育课的原因，体育老师可能对学生态度不够友善，特别是对于体育不好的学生，不能给予学生自信心和参加体育运动的积极性，但绝大多数教师的专业技能是没有问题的。还有就是，部分体育老师的课堂内容相对枯燥，只是根据考试项目开展的，没有很好地对学生因材施教。体育教育评分的策略为“一刀切”，这使得一些学生的自信心受到了严重的打击。

5. 应试教育制度使学生体育活动的时间严重不足

在促使学生体质和体能提高方面，适当的运动方式和足够的运动时间是重要的组成部分。我国学生极为重视文化教育考试，导致学生学习压力大，学习时间长，参与体育锻炼的时间缺乏等。根据日本青年研究所对中国、美国、日本三国高中生的调查结果显示，中国高中生的体育活动时间最短，日本的高中生参加课外小组占比为34.5%，美国为53.3%，中国只有10.5%。这是因为不管是社会还是学校，不管是家长还是学生，看重的都只有分数，学生的课外时间非常少，导致学生从小就对课外小组没有兴趣，大学期间体育课之外的时间很少进行体育活动 。

第五节　影响我国居民体质健康的因素分析

一、生物遗传因素

（一）生物遗传因素概述

通常情况下，遗传体会使父代和子代之间在体型、相貌等方面非常相似，遗传是一个非常普遍的现象，在传宗接代方面，所有的生物都根据自己的方式来生产后代，每一个物种都能遗传前代的基础特点。遗传使自然界中的人类和各种生物的物种得以延续，是一种先天性因素。人体正常性状的遗传包括性别、体表性状、身体素质、性格行为和精神活动等方面的20多种性状的遗传。一般来说，子女和父母的身高的遗传度是0.75，即人的身高75%的可能性是因为遗传因素造成的，环境、营养、运动等因素仅占25%。遗传对骨骼发育影响占80%，环境、营养、运动等因素仅占20%。子女身体形态受父母的影响较多。受遗传影响比较大的是体型、躯干和四肢的比例。

遗传会使后代和亲代的形态、体质、性格上有较大的类似之处，并且还会把较多的显性和隐性的疾病遗传给后代。所以改善不良基因，阻断遗传病的延续是提升人类健康的关键。这就要求我们了解人体的遗传基因，把握遗传性质，使优良的基因遗传得到很好的延续，这将会成为体质研究的一个重要内容。

（二）遗传病及其预防

所谓遗传病就是由遗传基因导致的疾病，先天疾病大多数都是遗传疾病，也就是说胎儿在出生之前的染色体结构和数目异常，或者产生了基因突变，都会在婴儿出生时出现病状，例如先天愚型、血友病、白化病等。

研究发现3000多种疾病都和遗传因素相关，大约占疾病的60%～70%，但是部分遗传病在一定年纪才会出现，婴儿时期没有任何病症，这是因为遗传病都是垂直传递的，具有终身性、先天性和家族性等特点。遗传因素会导致一些疾病，如高血压、中风、糖尿病、部分肿瘤疾病等。如父母均有高血压者，子女患高血压概率为45%；一方患有高血压，后代遗传的概率为28%；双方没有患病者，后代患病的概率为3.5%，后天的生活因素和环境因素也会影响到疾病遗传。

1. 遗传病发生的原因

自然界的生物和人类在发展过程中都形成了不同的遗传结构，决定了各自不同的代谢类型，并分别以自身特有的代谢方式吸收和利用周围环境中的营养物质来维持其生存、发展和繁衍后代。

人体通过遗传结构来控制代谢方式进而维持生理平衡，一旦平衡打破，人体就会出现疾病。不同疾病的病因也各不相同，有的是因为遗传结构缺陷造成的，有的是因为不适应环境造成的，还有的是因为遗传因素和环境改变共同造成的。诸如外伤、营养不良或者是外源生物侵染造成的传染病，都是由于环境因子引起的；各种综合征、先天疾病等都是由于基因突变或是染色体异常所引起的；还有一些如精神发育障碍、糖尿病等则是由环境因子和基因突变共同引起的。精神发育障碍、糖尿病、高血压、消化性溃疡等疾病都属于基因遗传病，这些疾病都属于基因遗传病，有的是因为基因作用累加而显现出来的，有的则是因为环境诱因而显现出来的。

2. 遗传病对人类的危害

遗传病对于人类来说，不仅病种较多，而且发病率较高，还有一些具有终身性、先天性或家族性。因此遗传病对人有很严重的危害，会给患者带来很多痛苦，也会给家庭和社会带来非常沉重的物质和精神压力。随着人类对遗传病的性质、发病年龄、环境因素和一部分基因问题的研究越来越深，人们对传染病的预防和治疗的重视度也越来越高。

据统计，因某种遗传性致病因子患病的人群大概有20%～30%。如今，生活环境的污染越来越严重，基因突变的可能性越来越高，从而增加了群体的遗传负荷，因此遗传病研究的重要性越来越显著。

对于儿童来说，遗传病的危害更为严重。根据国内外研究资料显示，遗传导致的恶性肿瘤和先天畸形的死亡率达到了儿童死亡原因的30%以上。在自然流产儿中，染色体畸变导致的达到了50%的可能性。根据研究显示，每年我国新生儿中患有先天性缺陷的大约有13%～14%，每年缺陷儿的出生达到80万～120万人，每40秒钟大概就有一个出生，而其中70%～80%是因为遗传因素导致的。各种遗传病和其他先天性疾病会使15岁以下儿童死亡。

3. 遗传病预防及治疗

（1）预防。预防遗传病有以下几种基本方案。

①禁止近亲结婚。在我国婚姻法中明确规定三代以内的近亲禁止结婚。这里的近亲指拥有共同的祖先、属于直系血亲和三代以内的旁系血亲结婚。一般来说，没有血缘关系或者血缘关系远的两个人结婚发病概率低。这是因为人都有5～6个隐性致病基因，具有隐性致病基因的近亲结婚，那么患病的概率就会急剧上升。

②开展遗传咨询。遗传咨询是说在婚姻中出现关于遗传病方面的病症，患者主动或者旁人指出来咨询病症，医生结合具体情况来进行解释指导、劝告的过程。

③提倡适龄生育。根据人类遗传学的研究表明，母亲的生育年龄越大，婴儿出生后患有唐氏先天性愚型病的概率就会上升。这是因为年龄越大，细胞分裂出错的概率也会上升。所以虽然晚婚晚育的年龄没有限制，但是最好的生育年纪为25～29岁。

④实行婚前检查和产前诊断。婚前检查的内容为是否携带遗传病基因，具有患重度遗传性智力低下病（先天愚型）、重度克汀病、精神分裂症、抑郁性精神病者不适合结婚，双方直系血亲或三代以内的旁系血亲、双方家族系统中患有相同的遗传疾病不能结婚；为了预防遗传病的延续，并不让后代发生遗传疾病，遗传病携带者结婚后，最好不要生育。

此外，孕妇怀孕4个月左右时，应去医院对胎儿进行检查，看其是否有遗传疾病，从而决定保留胎儿或终止妊娠。

（2）治疗。作为一类疾病，遗传病有着非常高的治疗难度，环境工程疗法是到目前为止较为常见的一种治疗方法，这种治疗方法已经获得了一定的实践检验。对于一些患有先天性代谢疾病的患者，环境工程疗法具有一定的治疗效果，这种治疗方法通过控制患者的饮食和其他一些相应的控制措施来调整和减轻患者的症状。手术治疗一般都是对遗传所导致的先天性疾病进行治疗，通过手术，能够进行一定程度的纠正。此外，还有一种具有较好效果与发展前途的方法就是基因疗法，它应用了一定的遗传原理知识和基因工程知识，其主要治疗方式是通过修改和调节有关基因的活动，或者是通过一定的基因修复或调换，从而达到治疗患者遗传疾病的目的。

二、环境因素

我们每一个自然人都是处在一定的、相对的环境之中的，所以环境广义上是指自然人体以外的各种因素组成的一个相对的环境，在此我们可以将环境分为两个部分，即自然环境和社会环境。

（一）自然环境与体质

1. 自然环境概述

自然环境通常是指与区域人类经济活动有关的各种自然要素，是对人类的生存以及发展产生一定影响的因素。这里既指天然形成的因素也指后来经过人工改造形成的各种作用于人本身的因素，包括地质条件、地貌条件、水源条件、气候条件、土壤生物条件、人工自然条件、自然生态条件和自然资源等。

人类和自然环境之间有着非常密切的关系。自然环境是人们得以更好生存和发展的重要的物质基础，人之所以被称为一个自然人，是因为人本身就是大自然中的一个组成个体，并且人的生命所需的各种物质和条件都依赖于自然且无法脱离自然。也就是说自然界的任何一点细微的变化都将直接作用于人，影响人的正常生命活动。在自然中，人类与环境之间的根本联系是物质与能量的交换。人类与自然形成的是一个循环往复的系统，比如人类可以从自然环境中摄取氧气、水、食物等一些维持生命活动所必需的物质，从而组成身体成分，产生提供人类生产、生活所需的能量；与此同时，人类通过代谢，机体排泄出来的各种代谢废物，在自然环境中经过微生物的多次演变，形成一定的养料作用于自然，最终再一次形成营养物质供人类所需。

2. 自然环境对体质的影响

人与环境共同构成了一个无法分割的整体，环境的组成以及状态的变化，都会给人的生理活动带来影响。比如，一个环境优良且气候适宜的生存环境，首先会带给人一个十分愉快的心情，使人的精神愉悦，对于人的消化与代谢系统以及身体的各个机能都会有很好的促进作用，同时还会在心理上构建一定的积极作用，这些对于人的身体健康无疑都起到了非常重要的作用。与之相反的，长时间处在一个极其恶劣的环境中，使人的各个方面处在一个非常不和谐的状态之中，不但影响人的心情，同时对于人的心理健康以及身体内循环都会造成很消极的影响，长此以往还会作用影响到人类生存状态与社会发展状况。

（1）影响人体体质的自然环境因素大致可分为三类。

①化学性因素。化学性因素是指直接排放到环境中的有毒的化学物质，或者在环境中经过化学反应所生成的有害产物，如汞、镉、砷、氰化物、酚、多氯联苯、化学农药等。

②物理性因素。物理性因素指放射性物质的辐射，如机械振动、噪声等。

③生物性因素。生物性因素是指各种病毒、病菌、寄生虫卵、致病霉菌等。

在以上所列的各种因素中，化学因素是对人的作用影响最大的一个因素。化学因素中所含有的有毒化学物质一旦进入大气、水中和土壤时，便会对自然环境造成一定程度的污染，对于直接生存在自然环境中的人类的身体健康造成直接、间接或潜在的危害。

对人的身体造成影响最大的当属自然环境污染，自然环境污染的特点通常有以下几种：污染物质种类繁多、作用机制复杂、作用时间长、影响范围大、治理困难等。自然环境污染会对人的身体健康造成危害，危害途径与方式是多种多样的。自然环境污染对人体的伤害按照类型分为慢性危害、急性危害以及远期危害，这是由于自然环境污染所带有的毒性、污染个体和污染浓度的差异，以及污染时间散发快慢等条件的不同所决定的。

（2）环境问题。通常意义上我们所指的环境问题是由于人类的过度生产和日常生活中生活方式等所引起的环境恶化、生态系统失衡，以及这些变化对人类的健康和生命产生有害影响的现象。

环境问题不但指的是以上所列出来的现象，同时还包含了由于人类不爱护生态环境系统的种种行为所造成的森林过度砍伐、水土资源的流失、臭氧层以及大气层被破坏等环境问题，同时我们也称这些问题所造成的环境问题为“次生环境问题”。近代以来，由于人类对环境不合理的利用和过度利用，以及废弃物与污染物的无节制的排放，人类对环境的破坏已经到了十分严重的程度。

地球从形成到现在，已经经历了46亿年的漫长时间，从远古时代至今一直都在十分缓慢地发生着变化。但是现如今的地球面貌已经和从前大不相同了，可以说发生了翻天覆地的变化，这些都是因为人类的出现和自然环境的变化。相比以前来说，从大气圈、水圈、岩石圈到生物圈，各个生态系统都发生了很大的变化，人类不仅改变了空气的质量，还改变了氧气与二氧化碳的平衡，而且已经严重干扰了陆地上的生存环境与分布状态，甚至影响到人类自身的生理和生活状态。

现今我们关注的环境问题主要包括：臭氧层耗损严重、全球气候变暖、海平面上升、人口急剧膨胀、环境严重污染、资源短缺等。这些环境问题的出现，在不同程度上都将影响着人类的健康。

环境问题包含很多种，主要可以归为两大类：一类环境问题我们称为原始环境问题，它是由于自然演变和自然灾害引起的，如地震、洪涝、干旱、台风、崩塌、滑坡、泥石流等；另一类我们称之环境恶化问题，它是由于人类活动引起的，通常我们又将这类问题分为环境污染和环境破坏两大类，如乱砍滥伐引起的森林植被的破坏、过度放牧引起的草原退化、大面积开垦草原引起的沙漠化和土地沙化。环境污染具体包括：水污染、大气污染、噪声污染、放射性污染等。

目前，全球变暖、臭氧层破坏、酸雨、淡水资源危机、能源短缺、森林资源锐减、土地荒漠化、物种加速灭绝、垃圾成灾、有毒化学品污染等方面的环境问题已经对人类的生产生活甚至生存造成严重威胁，这些问题也已经逐渐被人类所认识并且重视起来了。

(3) 环境污染的治理。当今世界都在提倡绿色开发节能生产的理念，治理自然环境污染，第一要素就是提倡可持续发展与绿色节能环保，在开发和生产的过程中，进行科学严密的规划，严格按照规定加强对环境污染问题的管理，同时进行全民的环保教育，提高民众的素质。到目前为止，环保工作的开展已经取得了显著成效，我们有理由相信，通过对于人类生产生活等行为的控制和对于资源开发的科学规划，环境污染问题是可以得到有效控制的，人类是可以转危为安的。

(二) 社会环境与体质

1. 社会环境概述

社会环境是人类生活的一个相对环境，它主要包括经济发展、法律制度、社会制度、文化背景、教育程度、民族及职业发展等因素共同构建而成的一个人类生活的环境。

之所以称它为社会环境，因为社会环境是在自然环境的基础上，人类为了可以更好地生存在地球上，为了人类自身的发展有计划、有目的地创造出来的一个相对于适合人类生活的人工环境。社会环境是人类物质和精神文明发展的重要标志。在社会环境中，经济发展是第一要素，它决定着人类的衣食住行的质量，与日常生活密切相关；法律制度则在保障人类正当合法权益的同时还制约了人类的一定行为，从而保证社会的秩序有条不紊；社会制度不但确立了与健康相关的政策和相关资源保障，也在道德层面上约束着人类的行为；文化氛围则决定着人的日常生产生活的理念，包括健康观以及与健康相关的风俗习惯；民族的不同决定着人的饮食结构和生产生活方式的不同；职业的选择则决定着人们的劳动强度不同、工作方式以及性质不同等。可以说，社会环境中的每一个因素都与人类自身生长发育和体质状况以及正常的生产生活方式等有着十分紧密的联系。

2. 社会环境对体质的影响

（1）社会经济对体质的影响。经济是社会发展的第一要素，它既是人类社会发展的一个十分重要的因素，同时也是人类提高生活质量以及保证身体健康的一个基本条件。社会经济并不等同于经济水平，社会经济一般是由人类衣、食、住、行及社会、医疗保障等诸多方面共同构成的。一般测量经济对体质的影响，常常用反映经济发展的指标和居民健康指标对比从而进行综合分析。衡量经济发展的主要指标是：国民生产总值（或国内生产总值）和人均国民生产总值；常用的反映居民健康状况的指标有：出生率、死亡率、平均期望寿命及婴儿死亡率等。

现如今经济发展的速度越来越快，人类的生活水平以及健康水平相比以前也在不断提高，但与此同时经济的快速发展也给人类的生产生活带来了一些新的健康问题，主要表现在以下几个方面。

①生活方式的改变。随着社会经济的快速发展，人们的生活方式较以前发生了很大的改变，亚健康的生活方式在现代的年轻人中十分普遍，造成这种问题的主要原因是吸烟、酗酒、吸毒、不良的饮食及睡眠习惯和缺乏运动等。

②环境污染和破坏。由于刻意地追求经济的快速发展，而忽略了很多的环境问题，致使现代工业所造成的一些环境污染问题给人类生活、生产造成了很大的伤害，由于工业污染所引起的健康问题及潜在危害广泛存在。

③大量合成化学物质进入人类生活。人们会使用一些新的化学物质来提高生活水平，在吃、穿、住、用诸多方面随时与各种不同的、大量的化学物质接触，毫无疑问长期接触这些化学物质会对人类的健康造成很不好的影响。

（2）政治制度对体质的影响。在人民体质方面，一个国家的政治制度也会对其产生非常大的影响。我国实行的社会主义制度就是让人民当家做主，对人民的健康和幸福，政府给予了高度的重视和关心。

（3）社会交往对体质的影响。社群交际同人体体质有着非常密切的关系。社会学家和医学家很早就已经发现，有一些人喜欢独来独往，通常不怎么参加社交活动，或者由于因为以前受过某种打击或者挫折而不愿意社交，这样一种群体往往在心理和生理上都会或多或少地存在着一些缺陷，相对于正常社交的人来说患精神病、结核病的发病率以及自杀、意外事故的发生率都会明显增高。不善于社交、害怕社交活动以及社交质量较低的人，同吸烟、酗酒、肥胖、高血压、高血脂、运动缺乏、精神紧张和具有精神压力的人一样，都是影响人体健康的主要因素。

（4）社会道德对体质的影响。社会道德是社会环境组成因素中的重要因素之一，同时社会道德也对人类的健康产生着非常重要的影响。从宏观层面来说，一个国家和一个民族道德水平的高低决定着国民整体的健康素质高低。比如，随地吐痰这个行为表面上体现的是一个人道德素质差，同时这样一个素质差的行为也会使结核病发病率增加；乱堆粪便垃圾也是一个道德素质差的体现，这样的行为也会导致肠道传染病的发病和流行。所以说，加强一个国家、一个社会的精神文明建设，维护社会公共道德，讲究清洁卫生，维护公共秩序，爱护公共财物，对人和善友爱，能够助人为乐、相亲相爱，不但提高的是一个国家一个社会的整体国民素质，同时对提高每个人的体质健康水平都具有十分重要的意义。

（5）社会心理对体质的影响。社会心理对体质造成的影响，通常情况下主要表现为：工作上的激烈竞争、生活节奏的加快给人们造成的压力和紧张。现代社会是市场经济社会，每一个机会、每一个工作岗位都伴随着激烈的竞争，与此同时，人们的工作和生活节奏也变得越来越快。而且，现代社会又是一个知识型社会，劳动力型人才正逐步被智能型人才所替代。一个人如果想要更好更快地适应社会发展的需要，就要学会在竞争中立足，就必须不断提高自身的文化知识水平和职业技能。虽然这在无形之中增加了人们的心理紧张和压力，但是这也是人类适应社会进步的必经过程。在这个过程之中，人们要在社会中生存及生存得更好，就需要适应社会中的各种挑战，比如择优选拔、竞争上岗和晋升，与之相对应的便是所需要承受的心理负荷在不断增大，这也就造成了生理、心理疾病以及亚健康的不断增多。

（6）文化教育对体质的影响。文化是人类在认识以及改造客观世界的过程中创造出来的，随着社会的进步与发展，文化在制约人类自身发展的同时也在影响人类对客观事物的认识。人类不断地积累和总结生产生活中的经验从而去适应生产范围的不断扩大，与此同时，随着社会的发展，人类生活水平不断提高，人类的文化水平也在不断提高。但是科学文化的发展在地区中分布是不平衡的，这是文化具有历史的连续性和民族的独特性等特性所决定的。虽然这些年经济发展使我国人民的物质生活水平有了很大程度的提高，但是从国民的身体健康水平来看还是不十分理想的，一些不好的风俗习惯和封建迷信等因素造成的消极影响仍然普遍存在。比如，一些人生病之后首先想到的不是去医院就医，而是相信封建迷信的那一套，去求神拜佛等，往往因为这种愚蠢的行为而延误了最佳的、有效的治疗时机。我们应该深刻地思考这种因封建迷信影响而造成的恶果，并且应该告诫身边这样的人要相信科学、相信现代医学，坚持无神论。

此外，由于社会人口激增，以及人口老龄化现象的加重，社会结构和家庭结构发生了较大变化，人均资源不断减少，人口密度不断上升，老年空巢家庭、单亲家庭及独生子女不断增多，使传统的抚养儿童、赡养老人的方式受到冲击，这在当前相应社会保障机制尚未完善的情况下，必然造成一系列的负面心理和异常行为问题。此外还有，嫖娼、卖淫、吸毒等现象也是现代社会的严重问题，它带来了各种性病、艾滋病等，对健康的危害同样不可低估。

3. 社会环境治理

当前，伴随着现代社会经济的不断发展，我国的社会结构同样也发生了翻天覆地的变化。很多社会问题的产生都是由于社会结构的改变造成的。所以，政府非常重要的一项工作就是：如何加强社会环境的治理从而使其越变越好，如何更好地维护社会的团结和稳定等。从宏观角度来看，社会环境的治理就是国家不但要制定更加完善有效的政策或者法规，还要大力提高国民的整体素质，加强社会教育与健康教育等。从根本上看，要更好更快地提升国民整体素质，就必须加强国民的行为规范，减少国民行为的危害性，以此促进社会环境的和谐发展，提升人类的生活质量与生活水平。其主要原则如下。

（1）整体性。要从国家层面出发，将环境的治理与国民的道德教育结合起来，将二者一起抓；一起向前推进，然后由点及面地逐步进行。

（2）强制性。要结合国家出台的相应的法律法规，以相应的惠民政策引导人们去保护、爱护环境，以此提高国民的环境保护意识，并且运用国家相应的法律、法规做后盾保证工作的有效进行。

（3）广泛性。要让人们意识到环境保护的重要性，这不是一个人一个地区的责任，而是所有生活在地球上的人类共同的责任，要动员社会全体力量，协调一致地开展治理工作。

（4）阶段性与长久性。环境污染的问题不是一下子变成今天这么严重的，而是长期不良行为所积累而成的。同样，环境治理也不是一朝一夕能够完成的。治理环境问题，首先要明白造成环境污染问题的因素都包含哪些，然后针对这些问题逐个、逐步、分阶段进行治理，并不断地巩固，做好持久作战的心理准备。

三、行为与生活方式因素

（一）行为与生活方式概述

我们通常所说的行为和生活方式因素是指由于自身不良的生活方式和不良行为，给健康带来直接或间接的不利影响。人体内在的心理和生理变化同样包括在这一概念里，它是指由于外界环境刺激人类机体所产生的各种反应。由于人生活环境的复杂性，所以人不但具有跟动物一样的生物性，同时还具有适应社会发展与变化的社会性，与此同时，人类的行为也分为本能和社会两大类。人类的本能行为是每个自然生物都具备的一种与之俱来的性能，而人的社会性行为是人适应生活的复杂环境所需具备的，相对于本能来说是更加高级的一种行为，是由于人需要适应社会，通过社会化过程确立的。社会个人或群体成员在一定的社会条件制约和价值观念引导下，所形成的满足自身生活需求的全部活动形式与行为特征，可以理解为我们在这里所提及的生活方式。生活方式既可以是物质上的需求，也可以是精神上的追求。不管哪一类的需求，生活方式的选择都对健康有着重要的影响，所以健康与否与我们选择的生活方式是密切相关的。

行为和生活方式不是一朝一夕形成的，它是在国家发展、社会和地域的文化、风俗习惯、民族宗教等因素影响下，人们逐渐探索积累所形成的一种比较固定的、适宜自身生产生活发展需要的生活态度、生活方式、生活习惯、生活制度等。在人类社会不断进步、人类不断进化的过程中，人类逐渐认识到生活方式和行为习惯与健康的联系是十分紧密的。

（二）行为与生活方式对体质的影响

通常来说，人们的各种活动形式和行为特征都几乎包括在行为与生活方式的概念之中，行为与生活方式的选择正确与否是十分重要的，因为它广泛地影响着人体的体质健康。举例来说，吸烟与肺癌、慢性呼吸系统疾病及其他心血管疾病密切相关。进入工业文明之后，人类的生活方式发生了非常大的变化，特别是在现代科技的深远影响之下，人类的生活方式又产生了一些新变化，这对人类的生存产生了新的影响。

首先，现在我们处在一个高速运转的社会状态，人们的生活节奏随着社会的发展而变得越来越快，而节奏的不断加快也需要身体代谢和效率不断提高。与此同时，社会中的每一个成员都需要高度的协调配合，需要在有限的时间里为社会创造出更多的物质财富和精神财富。但是长此以往，这样快节奏的生活，也会使人长期处于高速的运转状态和紧张状态，会给人的身心健康带来很多隐患。

其次，伴随着国家经济的发展，人们的生活水平不断提高，收入不断增多、社会公共设施不断完善，现代交通工具越来越便捷，人们可以尽情地使用和享受这些现代的文明成果。但是与此同时，现代文明带来的不良的生活方式却无情地蚕食着人们的健康。如抽烟、酗酒、暴饮暴食等一系列亚健康生活方式，不节制的娱乐休闲，熬夜、长时间看电视、玩电脑游戏成瘾等作息方式，不健康的运动方式等，都导致了一些疾病的高发，比如高血压、高血脂、高血糖等，也使一些急性病的发病率大大增加。

（三）精神活动对体质的影响

精神活动对体质的影响通常我们可以从以下三种情况来具体分析。

（1）消极的心理因素。消极的心理因素可以引发我们人体内在的许多疾病。早在2000多年前，我们的祖先就发现了情绪对身心健康的影响，比如《黄帝内经》中就多处提到了“怒伤肝”“悲伤脾”“恐伤肾”等原理。现代医学和心理学的相关研究也证明了很多疾病的产生与发展，心理因素都产生着很大影响，如高血压、心血管病、肿瘤等。同时大量的临床实践事例也证明，消极的情绪（如悲伤、恐惧、紧张、愤怒、焦虑等）能引起人体的各器官系统的功能失调，从而导致失眠、心动过速、血压升高、尿急、月经失调等症状。在近几年我国癌症普查过程中，研究人员还发现，心理因素与食道癌、宫颈癌的发病概率有着很大的关系，甚至是息息相关的。

（2）积极的心理因素。保持和增强体质健康的必要条件就是要拥有一个积极乐观的心理状态。我们通常所说的心理就是指人体对客观事实所产生的情绪上的反映，而有利于健康的发展的良好情绪是指人对外界环境的变化所产生的乐观、积极向上的情绪表现。这样的积极心理不但能够将消极情绪的有害影响消除掉，同时还能够通过神经和内分泌系统来促使内环境更好地稳定在平衡状态。保持心情的愉悦，不但可以使人保持精力的集中与旺盛，同时还可以在一定程度上提高健康的水平，从而消除因持久的身体运转而造成的强烈的紧张、心情的不适，以及精神状态的迷茫困惑。如果没有积极的心理因素作为调节，便可使人体失去心理上、生理上的平衡，导致诸如消化性溃疡、失眠、心动过速、紧张性头痛、高血压、高血糖等病症。因此，适当、合理、有效地调节自己的情绪，从而缓解各种生活事件对人体的心理冲击，对于人体的身心健康来说十分重要。

（3）心理因素在治疗中的意义。心理因素的重要作用在治疗过程的体现是十分明显的，它主要从两个方面体现出来：①医生在对病患的疾病进行治疗的过程中，首先要做的工作就是将病患对于自己所患疾病的一切不好的顾虑打消，并且帮助其树立起同疾病斗争到底的坚定信念，以此让病患与医护人员积极配合，以保证治疗的效果。②通常医生针对消极的情绪、不好的心理因素所引起的一些疾病采用“心理治疗”方法，就是运用一定的手段将导致患病的种种消极心理因素消除掉。

第二章　体质科学研究

体质是人的生命活动和工作能力的物质基础。使体质研究的基本理论与实践内容更加科学系统以及规范化的一个重要前提，就是要正确地认识和理解体质的概念。通常情况下我们可以这样认为，体质反映出一个人身体健康水平的高低，一个体质较好的人的身体是健康的，而身体健康的人体质往往也是较好的。良好的体质是人类能够正常进行生产生活必要条件。影响人体体质的因素有很多方面，体质的好坏通常与遗传、环境、营养、体育锻炼等因素的联系十分紧密。虽然我们每个人的大多数基因都来自于遗传，同时遗传为人体体质的发展提供了很多的可能性和一些必要的前提条件，但是体质的强弱更多地依赖于后天人们所处的生存环境、其营养、饮食的卫生和身体锻炼的强度等因素。因此如果人类有意识地去增强自身的体质，就要有计划、有目的地进行体育锻炼，逐渐积累、逐渐加强锻炼强度。

第一节　国内外国民体质研究

快节奏的生产生活使得人们的工作方式和生活方式相较以前发生了非常大的变化，高度紧张的脑力劳动在迅速增加，而以肌肉紧张为主的体力劳动在逐步减少，导致人体的体能素质不断下降，心肺功能越来越差，肥胖人群逐年增多。这一体质现状严重威胁着人类的身心健康，并成为世界各国关注的焦点。体质的强弱是衡量人体身心健康的标志，如何以最有效的方法和手段改善人体体质，是体质研究的主要内容和最终目的。为此，世界各国政府都非常重视本国国民的体质研究工作，并以研究成果的实施与推广达到增强国民体质、促进国民身心健康的目的。

一、我国国民体质研究概况

我国是一个拥有56个民族的国家，各民族人民在不同历史时期都有强身健体的优良传统，历史上也传承了大量丰富的健体养身的文献资料。新中国成立以来，党和政府颁布了一系列有关国民体质健康的政策和法规，投入了大量的人力物力对国民体质健康进行了卓有成效的研究，逐步形成并完善了国民体质监测体系。我国国民体质研究大致可分为以下四个阶段。

第一阶段：体质研究的探索阶段（1949 年以前）。那个时代由于吸食鸦片、粮食紧缺等原因中国国民体质可以说是极度虚弱的，因此当时的一些学者倡导“强国强民，尚武救国”，并在学校教育中确立了体育教育的重要地位，这是近代我国体质探索的一个标志。许多学者针对这一问题进行了一些研究，他们针对形态发育调查了部分儿童青少年身体的发育状况。但是研究的测试样本和指标都无法反映中国儿童青少年的身体特点，因此以上所列示的研究结果仅仅是我国早期对体质研究的探索。

第二阶段：体质研究的酝酿阶段（1949～1978 年）。中华人民共和国成立以后，党和政府意识到国民的体质十分虚弱，所以极其重视学校的体育卫生工作，也非常关心少年儿童以及青少年学生的身体健康状况。1952 年，教育部和国家体委联合颁布了《学校体育工作暂行规定》。在这一阶段，针对青少年儿童的有规模的体质测试有 15 次之多，累计测试了 40 多万名青少年学生。当时学校体育的一个最根本的任务就是“增强学生体质，促进学生身心健康”。但是在这一时期，国家相关法律法规并没有对体质有一个明确界定与界限，并且受到当时社会、经济及政治等因素的影响，缺乏对于体质锻炼的统一组织、统一方法与一致的要求，还存在进行测试的青少年学生指标太少或者青少年学生的年龄段参差不齐等诸多的问题，使得收集到的材料很难进行有效比较，因此也就无法得到具有代表性的关于当时国民体质特点的综合资料。20 世纪 50～60 年代，我国在很多地区先后推广了学生广播体操、工人工间操、社会群体的保健操等增强人体体质的日常锻炼体操，也制定了许多与之相应的体育锻炼标准。通过这样大范围、大面积的、普及性强的体育活动的广泛开展，很大程度上改善了我国国民体质健康状况。

第三阶段：体质研究的发展阶段（1979～2000 年）。党的十一届三中全会以后，随着改革开放，我国的经济、社会状况也随之发生了巨大的变化。国家鼓励相关部门和人体技能的研究机构去实施体质的调查研究工作。1979 年，国家体委、教育部、卫生部等部门联合进行了第一次对于全国青少年儿童身体形态、机能、素质的调查研究，这也是我国第一次统一计划、统一组织的对于青少年体质方面的研究。1981 年 2 月中国体育科学学会体质研究会成立，在 1985 年开展了全国学生体质调研活动。1994 年开展了全国职工体质的调研活动。在 1979 年对全国 16 省（市）大规模体质测试的基础上，由国家体委、教育部和卫生部等部门联合组织在 1985 年、1991 年和 1995 年，对我国 7～22 岁学生进行了形态、素质、机能和健康等 20 多项指标的大规模体质调研。改革开放以来，随着我国政治局面的相对稳定、经济的快速发展和人民生活水平的不断提高，我国进一步加强了国民体质与健康的建设工作。起步于20世纪80年代初的中国国民体质监测工作，以“儿童青少年身体形态、机能和素质调研”开始，以“我国学生体质与健康调研”为契机，以扩展调研人群为突破口，逐步建立了国民体质监测系统，并获得了政府的支持，最终以法律、法规和规定的形式颁布实施，成为当时国民体质研究领域中较为活跃的研究方向。

第四阶段：体质研究的完善阶段（2000～2014年）。2000年，国家体育总局会同10个部委在全国31个省市区完成了首次全年龄段国民体质监测工作，是有史以来年龄最齐（3～69岁）、项目最全的国民体质调研，并在测试中增加了问卷调查，从而加快了我国国民体质研究进入完善阶段，推动了我国学校体育改革和《全民健身计划纲要》的实施。新修订的《国家学生体质健康标准》更加符合增强青少年体质与健康促进的要求，对有效激励学生积极参加体育活动，养成体育锻炼的良好习惯，达到增强体质与健康促进的目的有着重要的作用。

二、国外国民体质研究概况

世界各个国家（地区）的国民体质研究，大多集中在解释体质的概念、选择测试指标和制订评价标准等方面。虽然世界各个国家（地区）的文化背景、思想观念、生活习惯、经济基础等有一定的差异，体质研究的内容、测试指标的选择和评价标准的制订也有所不同，但研究的最终目的是一致的，就是增强体质和健康促进。

（一）日本体质评价标准变革概况

青少年儿童体质调研资料最全的国家当属日本。日本把体质称为体力，拥有从1898年以来100多年的青少年儿童生长发育的全部资料，这些资料表明的研究成果十分突出地反映了日本当时的政治和经济环境。在此也将其分为三个阶段。

第一阶段：战前酝酿阶段（1915年以前）。日本在明治12年（1879年）就针对部分学生进行了身体活动能力的调查，当时检测了身高、体重、胸围、上臂围、下肢围、饮食量、肺活量、握力8项指标，在此之后又增加了力量（悬垂屈臂）及疾病状况的检查。1939年为了侵略战争所需，他们进行了历史上规模最大的国民体质测定。

第二阶段：战后调整阶段（1945～1960年）。日本在侵略战争战败之后，为了迅速地恢复国民体质健康，对其国民进行了“体力测定”，分别在1949年、1952年、1953年、1954年、1957年、1959年，以8～18岁男、女青少年为测定对象，进行了跑、跳、投、悬垂及灵活性的测定。

第三阶段：快速发展与改革完善阶段（1960 年以后）。20 世纪 70 年代开始，随着日本的科技水平的不断提高和经济的突飞猛进，日本社会也在向着信息化、国际化、多样化、老龄化方向发展，国民的身心健康也发生了很大变化。此时，先进的科技水平和社会环境都为国民体力测定的研究和学校体育的变革提供了条件，于是，1963 年日本文部省在针对 6～9 岁学生颁布《小学低、中年级运动能力测验实施要案》后，1964 年又开始为 10～29岁的小学高年级、初中、高中中等专业学校、短期大学、大学和劳动青年颁布了运动测验实施要案。全国体力测定的概况和结果，在施行多年后又于 1999 年进行了修改，施行了新的测试指标。新的测试指标与过去相比有 3 个方面的变化：减少了测定指标数量，如 10～29 岁年龄段的测定指标原来共有 14 项之多，新的测定指标在各个年龄段只规定 5～8 项；设置了各年龄组通用测定指标：握力、仰卧起坐和坐位体前屈；重新划分了年龄组，分为小学、中学、20～64 岁、65～79 岁共 4 个年龄段，加大了低年龄段的跨度，见表 2-1。

表 2-1　日本青少年新旧测试指标对照

旧测试指标	新测试指标
50 米跑	反复横走
急行跳远	1500 米快走或跑（男）1000 米快走或跑（女）
引体向上	或可选择 20 米往返跑
1500 米跑	立定跳远
纵跳	握力或仰卧起坐或坐位体前屈
台阶实验	—

根据表 2-1 可以看出，新的体力测定指标体系相比旧测试指标增加了健康评价的内容，同时还删掉了台阶试验、引体向上等测试指标，这很大程度上减轻了测试实施工作的负担。在耐力测试项目上，不再是单一的测试项目，除男子 1500 米、女子 1000 米外，还可以选择 20 米往返跑，这样的测试指标设定相比旧的测试指标来说更安全更有效，同时也提高了受试者的兴趣；与此同时还设置了各年龄组通用测定指标：握力、仰卧起坐、坐位体前屈，这样既有利于纵向比较又易于评价。至于台阶试验的取消，日本专家认为台阶评定指数在反映耐力的有效性方面说服力较低，且少年儿童以及青少年学生的腿长随着身高也在逐年增加，如果一直使用同一高度的台阶进行测定，与过去的数据可比性变差。日本的这一做法十分值得我们借鉴。

（二）美国体质评价标准变革概况

美国是全世界公认的经济和科学技术十分发达的国家，同时美国也是一个十分重视国民体质研究的国家。美国的人体健康与体质研究同学校体育课程的联系十分密切，在各州、各学校都实施具有地方特色的健身计划，以此来提高国民的健康水平。美国对于人体健康和体质的研究大致可分为以下3个阶段。

第一阶段：引起重视阶段（1958年以前）。早在19世纪80年代后期，美国就有许多学校进行了Fitness Test测试，但最引起重视的是1954年格鲁斯（Grus）采用的Grus－Weber测试，出现了震惊艾森豪威尔总统的报告，随后就成立了青年体质总统委员会（现更名为体质与运动委员会，PCPFS）。1958年由各组织联盟共同设计了7项指标：50码跑、600码跑、立定跳远、垒球掷远、往返跑、引体向上、仰卧起坐，对全国青少年体质进行普查。同时，全国范围内相应的锻炼标准和测试指标的研究也开始启动。

第二阶段：争鸣阶段（1959～1985年）。1958年后又于1965年和1975年进行了两次全国普查。在此期间，美国的相应机构对体质研究的定义、内容以及指标的设置等都存在很多不同的意见，为此争论不休。对于美国前期偏重于运动能力的测试，他们认为，垒球掷的距离远近主要反映的是一个人的投掷技巧，而并非个人力量的体现，随后在1975年美国便将垒球掷远和穿梭跑两项测试取消了；他们还认为600码跑的速度快与慢不能用于测试心肺功能的强弱。通过美国各个机构的学者的不休的争论，美国健康教育体育休闲与舞蹈学会（AAHPERD）最后对Fitness做了新的解释，并对测试指标进行了一些修订，在1985年将立定跳远和50码冲刺短跑也删除了，最后将指标定为1英里跑或9分钟跑、仰卧起坐、直腿坐位体前屈和三头肌、肩胛下肌测定4项测试活动。在1980年公布了《有关增强体质与预防疾病的国家标准》。1985年，体质与运动委员会（PCPFS）在联邦健康部门的资助下，又进行了全国学校人口体质普查，并且规定在此之后每10年就要对青少年进行一次全面的体质普查。

第三阶段：规划发展目标阶段（1985年以后）。1985年后美国开始制定发展目标，1988年推行了新的《最佳健康计划》，测试项目为：1英里跑或走以测试青少年心肺功能的强弱；皮脂厚度、身体密度指数来测试青少年的肥胖指数；坐位体前屈来测试青少年的身体柔软度；引体向上来测试青少年肌肉的力量和耐力。1999年又提出“2000年健康人”的十年规划，通过此计划来倡导国民进行锻炼。

为了提高国民体质水平，美国在体质研究上有着很长的历史，这期间不乏精辟的学术思想和先进的实验方法。美国与“体质”相应的英文名词是 Fitness，AAHPERD 对 Fitness 的解释是：表现一个人能有效活动程度的一种状态。克拉克（Clarke）把 Fitness 的定义简化为：精力充沛地完成日常工作而不过度劳累的一种体力状态。1945 年著名的生理学家布莱登（Breton）提出 Fitness 三要素：体格、机能能力、运动能力。Fitness 的概念是随着时代而演变的。与之对应的身体素质指标体系，最初也仅限于运动能力方面，主要是用来测量“跑、跳、投的熟练性”。20 世纪 60～70 年代期间，美国体育界对身体素质测定内容经过长期的争论后，认为身体素质应分为两层意思，即与提高运动成绩相关的运动素质和增进健康相关的健康素质。高水平的速度、爆发力和上肢力量对人体健康没有特别的直接关系。因此，在 1975 年的美国体质普查中取消了垒球掷远与往返跑，1985 年立定跳远和 50 码也被删除了，增加了 1 英里跑（反映心血管功能）、坐位体前屈（腰背柔韧性），见表2-2，完成了由测试“运动技术指标”向测试“健康指标”的过渡。

表 2-2　美国（AAHPERD）青少年新旧测试指标对照

旧测试指标	新测试指标
50 码跑	1 英里跑或走
往返跑	皮脂厚度、身体密度指数
立定跳远	坐位体前屈
悬垂	引体向上
仰卧起坐	—
投实心球	—
600 码跑	—

目前，在美国普遍使用的健康体质测试方法的测试指标包括 1 英里跑/走、体脂含量（%BF）、身体质量指数（BMI）、坐位体前屈、仰卧起坐、引体向上和曲臂悬垂。另一个是 AAHPERI 1998 年公布的测试方法 Physical Test，包括 1 英里跑/走、皮下脂肪厚度、BMI、坐位体前屈和引体向上。从中不难看出，这两组测试指标的选择都与人体的健康有关，可以归纳为四个方面：①心肺功能；②肌肉力量与耐力；③身体柔韧性；④身体组成。这四个方面的良好状态，提供和保证了人们安全地从事肌肉活动的能力，即具备了优良的体质水平。

（三）法国体质测验变革概况

早在19世纪后期，法国就开始施行体力测定法来测定人体的健康与体质。法国早期进行的体力测定主要是为了战争、防御等目的，之后法国逐步发展成为提高国民体质、增进健康、促进经济发展的一种有力措施。到了70年代中期之后，法国又将国民的身体素质分成两个不同的概念：第一种是提高国民的运动成绩所不可缺少的身体素质；第二种素质是身体里对于疾病的预防等采取的措施的一种机能素质。

身体素质在法国经过了一系列的演变，它由单纯的身体素质测试演变为身体健康测试。起初这种新的观点理论并没有得到法国人民的普遍认可，还存在着很大的争议，经过几年的实践之后，这种新观点才最终在法国得到了广泛的承认。1980年法国卫生、体育、娱乐和舞蹈联合会公布了《体质健康测试》法。新测试法的倡导者认为，运动素质对运动员来说是十分重要的身体素质，并且对每个人来说这种素质都是十分必要的。运动素质和健康素质的差别还表现在很多的方面，比如：某些运动员的运动素质的高低、爆发力的大小都与先天的遗传因素有很大关系；而健康素质则具有很大的后天可塑性。研究表明，一些人通过锻炼都能得到与健康人的良好健康水平相一致的素质水平。所以新测试法是在科学的基础上对12分钟跑、1分钟仰卧起坐、直腿体前屈、三角肌/肩胛下肌测定；素质内容有：心肺功能/耐力、肌肉力量/耐力柔韧性、体脂百分比。

三、国内外体质研究的差异

（一）对体质概念理解的差异

美国的体质测试叫作Fitness Test，1958年AAHPERD的解释为一个人是否能够进行有效活动的一种状态。“二战”以后，美国的经济开始迅速崛起，随着经济的发展和工业化、城市化过程的加快，以美国为首的西方社会先后进入了老龄化社会，随之而来的各种文明病开始逐渐增多，所以最初的体质的定义就逐步演变为能安全地从事体力活动，并预防运动不足而引起的疾病的能力。到20世纪70年代，认为Fitness包括运动素质和健康素质。其中，把提高运动成绩不可缺少的各种身体素质称为运动素质或运动员素质；把增进健康和预防某些疾病有特殊作用的素质叫作健康素质。运动素质不仅对运动员来说是十分重要的健康素质，而且还是每个人都需要的，因此，要求体质测试以健康素质为主，包含心肺耐力、肌肉力量、人体成分、柔韧性4个部分，从而完成了体质概念的演变过程。

在对于健康和体质的概念理解上，日本和中国对体质的理解大致相同，均包括了形态结构、生理功能、心理因素、身体素质、运动能力等方面，只是仅在形式和提法上有所不同。日本认为体质是身体因素和精神因素的综合，身体因素指身体的体格、体型、体能和对外界环境刺激的反应能力和适应能力；而精神因素指某些心理因素，如意志、气质、智力、判断等。中国则在 1982 年的泰安会议中对体质做了明确的界定，认为体质是指人体的质量，它是在遗传性与获得性基础上所表现出来的形态结构、生理功能、心理因素、身体素质、运动能力等方面综合的且相对稳定的特征。

（二）在科研方向和与社会联系上的差异

日本有明确的科研方向、严密的科研计划、多渠道的课题来源和专门的学术机构，并通过这些机构和社会紧密联系，进行多学科的交叉研究和广泛的学术交流，推动学科不断发展。美国的体质研究工作开展得广泛而有规律性，资料收集的目的性和计划性很强，并与社会建立了广泛的联系。为了增强体质、促进身心健康，将体质研究工作的开展与个体的健康、学校体育课程、健身教育融为一体，使体育、卫生、保健、娱乐等方面的工作同步进行。我国体质研究在与医学、生物学、遗传学等学科的交叉研究方面，没有充分发挥其优势，不仅在研究范围上有局限，而且研究机构和研究人员也显单薄；在社会联系上，也显得脱节，还没有一个方便快捷的体质评价系统对社会体育参与者的体质进行测量和评价。这不仅使体质的科研工作力量显得异常薄弱，而且无法保证体质评价与研究的质量。

（三）在指导思想和目的性上的差异

美国进行体质测试的指导思想是将其作为一种非限制性的手段，使之融入整个健康、健身教育的过程。其目的在于培养学生积极参加身体锻炼活动的生活态度，不仅为了今天，而且为了一生的健康幸福，即为终身体育、终身健康思想打下基础。

日本的体质研究指导思想在学校体育中体现得尤为突出，它将青少年体力测定作为中学体育课法定内容，在每年 5 月、6 月进行，倡导“快乐体育”和“生涯体育”，通过“生存潜力”和内在动机来唤醒和激发个体积极参与体育锻炼，从而实现增强体质、促进健康的目的，真正用强烈的自我锻炼意识去倡导终身体育，通过体力测定来检测锻炼效果，以实现终身健康。我国体质测试的目的是增强学生体质，促进身心健康。但在实践中却把重点放在了测试的过程和结果上，仅着眼于大群体青少年儿童或国民体质的整体评价，而不涉及个体评价，甚至个体不知道自己的测试成绩，更不可能知道自己的体质健康状况。而在学生达标测试中，又将运动素质成绩的好坏与体质水平的高低对等起来。实际上，运动素质成绩好的并不一定体质好。这就不利于个体合理而正确地认识自己的健康状况，也不利于人们更新思想和树立正确、合理的健康观念。因此，我国体质研究中在对个体测试结果的评价和激发个体主动参与体育锻炼的指导思想方面还有待加强。

(四) 在评价内容和评分方法上的差异

在日本，测试内容由体力诊断测试、运动能力测试两部分组成。在评分方法上采用标准百分，可以反映出个体成绩在集体中的位置，利于设计未来的锻炼计划。

在美国，体质评价内容包括心肺功能、肌肉力量与耐力、身体柔韧性、身体组成4个方面，它随人们对体质内涵的理解而经历了由掌握运动的基本必备素质逐渐扩大到身体健康所必需的机体适应能力的变化过程。在评分方法上，采用常模标准和效标参考标准，能快速判断被测个体某一指标的水平是否适宜，且能判断个体与他人的差距如何，并决定是否参加锻炼等，其评价方法有很多可借鉴之处。

在我国，体质评价内容主要分为4个部分：形态、机能、素质、健康，心理评价内容在测试中未曾涉及，但有部分学者在其他研究中做过调研。在评分方面，我国跟日本有相似之处，也采用百分位法进行评价。

(五) 在运用先进科研仪器、设备上的差异

以日本为例，体质研究是筑波大学研究的主要问题之一，同时，日本东京体育大学所属体育科学研究所是日本著名的科技中心，也把体质作为一个重要问题来研究。他们不仅有各学科的专用仪器，还有体力测定与分析的综合性测试仪器，许多仪器都与运算、显示系统相连接，能及时得到运算和分析结果。我国的体质测试仪器、设备相对落后。

四、我国国民体质研究的不足

(1) 我国不同年龄和职业阶层的国民均存在明显的“体力活动不足”和“体育锻炼不规律”现象，运动缺乏病呈上升趋势。

(2) 群众健身活动搞得多，对全国的体育健身情况和形势调查分析得多，但涉及国民具体体育健身活动的少，如适宜的健身方法、简单易行的评估与服务体系等可以直接帮助国民从事体育健身活动的科学手段和方法。

(3) 全民健身活动的总体水平还存在“关键技术自给率低，科学研究

质量不够高”等现象。

（4）大众日益增长的多样化体育需求与保障措施和体育健身资源之间的矛盾突出，尤其是目前实效性较强的“个性化”科学健身体系还未形成。突出表现在国民健身意识增强的同时，健身指导方案的科学性和针对性还不能满足大众健身的需求。所以，如何在现有条件下应用体育学、医学、生物学原理，尽快建立具有科学性、系统性和实效性的科学健身指导系统成为当务之急。

第二节　幼儿、成年和老年人群体质研究

一、幼儿体质监测结果与分析

2014 年国民体质监测单项指标结果（幼儿部分）见表 2-3 和表 2-4。

表 2-3　2014 年全国 3～6 岁幼儿各项体质指标平均数（1）

性别	年龄组（岁）	身高（厘米）	体重（千克）	坐高（厘米）	胸围（厘米）	皮褶厚度（毫米）		
						上臂部	肩胛部	腹部
男	3	102.2	16.6	58.4	52.9	8.7	5.7	6.1
	4	107.8	18.3	61.0	54.5	8.9	5.8	6.5
	5	114.0	20.6	63.8	56.3	9.1	6.1	7.3
	6	119.7	23.0	66.3	58.3	9.5	6.6	8.1
女	3	100.9	15.9	57.5	51.9	9.2	6.1	6.7
	4	106.5	17.5	60.2	53.1	9.4	6.2	7.2
	5	112.7	19.6	62.9	54.6	9.6	6.5	7.8
	6	118.1	21.6	65.3	56.2	9.8	6.7	8.2

表 2-4　2014 年全国 3～6 岁幼儿各项体质指标平均数（2）

性别	年龄组（岁）	安静脉搏（次/分）	立定跳远（厘米）	网球掷远（米）	坐位体前屈（厘米）	10 米往返跑（秒）	走平衡木（秒）	双脚连续跳（秒）
男	3	96.6	64.6	3.7	9.1	16.8	9.4	96.6
	4	95.2	80.4	4.7	8.0	12.1	7.6	95.2
	5	94.1	96.7	6.2	7.1	8.4	6.3	94.1
	6	93.1	107.9	7.7	6.6	6.2	5.7	93.1

续表

性别	年龄组（岁）	安静脉搏（次/分）	立定跳远（厘米）	网球掷远（米）	坐位体前屈（厘米）	10米往返跑（秒）	走平衡木（秒）	双脚连续跳（秒）
女	3	96.7	61.8	3.1	9.4	17.2	9.9	96.7
	4	95.8	76.6	3.9	8.3	12.2	7.7	95.8
	5	94.4	90.7	4.8	7.4	8.5	6.4	94.4
	6	93.9	100.1	5.9	7.0	6.4	5.8	93.9

2014年幼儿体质监测结果与2010年相比较，2014年3～6岁男性幼儿的皮褶厚度（上臂部、肩胛部和腹部）、双脚连续跳、立定跳远、体重、胸围、身高、坐高、坐位体前屈等指标有所增长，幅度在0.2%～16.5%之间；网球、掷远、走平衡木、10米往返跑等指标有所降低，幅度在0.1%～2.3%之间。

二、成年人群体质监测结果与分析

2014年国民体质监测单项指标结果（成年人部分）见表2-5至表2-7。

表2-5　2014年全国20～59岁成年人各项体质指标平均数（1）

性别	年龄组（岁）	身高（厘米）	体重（千克）	胸围（厘米）	腰围（厘米）	臀围（厘米）	皮褶厚度（毫米）		
							上臂部	肩胛部	腹部
男	20～24	171.9	67.2	88.4	79.5	93.0	13.1	15.8	20.5
	25～29	171.6	70.4	90.8	83.2	94.9	14.2	18.4	24.0
	30～34	170.8	71.4	92.0	85.3	95.1	14.0	19.2	25.1
	35～39	169.9	71.5	92.8	86.3	95.2	13.8	19.4	25.7
	40～44	169.0	71.2	93.1	87.3	95.3	13.6	19.6	25.9
	45～49	168.7	71.2	93.4	88.0	95.3	13.4	19.7	26.0
	50～54	168.3	70.6	93.6	88.2	95.3	13.0	19.5	25.8
	55～59	167.5	69.1	93.1	87.2	94.6	12.8	18.7	24.3

续表

性别	年龄组（岁）	身高（厘米）	体重（千克）	胸围（厘米）	腰围（厘米）	臀围（厘米）	皮褶厚度（毫米）		
							上臂部	肩胛部	腹部
女	20～24	159.9	53.8	83.3	71.8	90.3	17.1	16.3	21.3
	25～29	159.6	55.3	84.7	73.8	91.2	18.0	17.7	22.2
	30～34	159.1	56.8	86.0	75.8	92.2	18.7	18.9	22.7
	35～39	158.5	57.8	87.1	77.2	92.9	19.3	20.0	24.0
	40～44	157.8	59.0	88.3	79.1	93.8	20.3	21.2	25.7
	45～49	157.7	59.7	89.3	80.6	94.2	20.4	21.9	26.7
	50～54	157.7	60.4	90.1	82.2	94.5	20.4	22.0	27.6
	55～59	156.8	59.6	89.8	82.7	93.9	19.9	21.2	27.4

表 2-6　2014 年全国 20～59 岁成年人各项体质指标平均数（2）

性别	年龄组（岁）	安静脉搏（次/分）	收缩压（毫米汞柱）	舒张压（毫米汞柱）	肺活量（毫升）	台阶指数	握力（千克）	背力（千克）
男	20～24	78.3	119.4	74.8	3746	56.1	44.9	124.3
	25～29	78.2	120.4	76.3	3749	55.9	45.3	125.7
	30～34	78.4	120.8	77.7	3620	56.1	45.3	127.2
	35～39	78.4	122.3	79.0	3505	56.6	45.4	127.2
	40～44	78.1	123.0	80.1	3324	57.8	44.9	—
	45～49	78.2	124.8	81.4	3177	58.0	43.6	—
	50～54	78.1	126.4	81.8	3033	58.0	42.4	—
	55～59	77.5	127.2	81.4	2891	58.2	40.3	—

续表

性别	年龄组（岁）	安静脉搏（次/分）	收缩压（毫米汞柱）	舒张压（毫米汞柱）	肺活量（毫升）	台阶指数	握力（千克）	背力（千克）
女	20～24	79.5	109.8	70.5	2482	56.8	26.3	66.3
	25～29	78.9	109.6	70.5	2462	57.3	26.3	67.2
	30～34	78.4	110.7	71.3	2427	57.7	26.9	69.3
	35～39	78.0	112.6	72.7	2375	58.5	27.3	71.9
	40～44	77.6	115.1	74.3	2279	59.5	27.1	—
	45～49	77.2	118.0	76.0	2188	60.1	26.5	—
	50～54	76.7	120.8	77.3	2127	60.5	25.6	—
	55～59	76.8	123.0	77.5	2034	60.1	24.8	—

表 2-7　2014 年全国 20～59 岁成年人各项体质指标平均数（3）

性别	年龄组（岁）	坐位体前屈（厘米）	纵跳（厘米）	俯卧撑（次）	1 分钟仰卧起坐（次）	闭眼单脚站立（秒）	选择反应时（秒）
男	20～24	8.5	37.0	27.1	—	32.1	0.44
	25～29	6.9	35.9	24.9	—	30.2	0.45
	30～34	6.2	34.2	22.6	—	28.3	0.46
	35～39	6.1	32.5	21.2	—	25.3	0.47
	40～44	5.6	—	—	—	20.6	0.50
	45～49	4.7	—	—	—	17.3	0.52
	50～54	3.4	—	—	—	14.7	0.54
	55～59	3.0	—	—	—	13.1	0.57

续表

性别	年龄组（岁）	坐位体前屈（厘米）	纵跳（厘米）	俯卧撑（次）	1分钟仰卧起坐（次）	闭眼单脚站立（秒）	选择反应时（秒）
女	20～24	11.4	24.1	—	21.1	33.6	0.47
	25～29	9.9	23.3	—	19.6	30.2	0.48
	30～34	9.0	22.6	—	18.7	28.8	0.49
	35～39	8.9	22.0	—	17.4	26.0	0.50
	40～44	8.3	—	—	—	20.9	0.54
	45～49	8.1	—	—	—	17.9	0.56
	50～54	8.0	—	—	—	14.8	0.57
	55～59	8.4	—	—	—	12.6	0.59

20～39岁女性成年人的皮褶厚度（上臂部、肩胛部和腹部）、仰卧起坐、胸围、选择反应时、体重、腰围、纵跳、臀围、肺活量、身高、坐位体前屈等指标有所增长，幅度在0.1%～8.2%之间；闭眼单脚站立、背力、握力、台阶指数等指标有所降低，幅度在1.9%～8.8%之间。

40～59岁女性成年人的皮褶厚度（上臂部、肩胛部和腹部）、选择反应时、肺活量、腰围、胸围、臀围、身高、体重等指标有所增长，幅度在0.4%～4.4%之间；坐位体前屈、握力、闭眼单脚站立、台阶指数等指标有所降低，幅度在0～2.3%之间。

三、老年人群体质监测结果与分析

2014年国民体质监测单项指标结果（老年人部分）见表2-8和表2-9。

表2-8　2014年全国60～69岁老年人各项体质指标平均数（1）

性别	年龄组（岁）	身高（厘米）	体重（千克）	胸围（厘米）	腰围（厘米）	臀围（厘米）	皮褶厚度（毫米）		
							上臂部	肩胛部	腹部
男	60～64	166.1	57.6	92.6	87.0	94.2	12.0	17.6	22.2
	65～69	165.4	66.6	92.2	86.8	94.0	12.3	17.5	21.9

续表

性别	年龄组（岁）	身高（厘米）	体重（千克）	胸围（厘米）	腰围（厘米）	臀围（厘米）	皮褶厚度（毫米）		
							上臂部	肩胛部	腹部
女	60～64	155.3	59.7	90.6	84.7	94.7	19.8	21.2	27.4
	65～69	154.4	59.2	90.4	85.5	94.5	19.5	20.8	27.0

表 2-9　2014 年全国 60～69 岁老年人各项体质指标平均数（2）

性别	年龄组（岁）	收缩压（毫米汞柱）	舒张压（毫米/贡柱）	安静脉搏（次/分）	肺活量（毫升）	坐位体前屈（厘米）	握力（千克）	闭眼单脚站立（秒）	选择反应时（秒）
男	60～64	129.4	81.0	77.2	2563	2.1	37.3	9.4	0.67
	65～69	131.0	80.2	76.8	2423	1.5	35.0	8.2	0.70
女	60～64	126.8	77.7	76.4	1829	7.9	23.2	8.5	0.71
	65～69	129.5	78.0	76.8	1747	7.2	22.3	7.7	0.75

60～69 岁女性老年人的皮褶厚度（肩胛部、腹部和上臂部）、身高、臀围、体重、腰围、胸围、闭眼单脚站立、握力、肺活量、坐位体前屈等指标有所增长，幅度在 0～0.8%之间；选择反应时有所降低，幅度为 1.4%。

第三节　儿童青少年体质研究

儿童青少年是我国社会主义事业未来的建设者和接班人，我国政府对青少年学生的体质与健康研究工作尤为关注，并在学校体育教育中始终坚持以增强青少年体质与健康促进为目标的宗旨。

一、儿童青少年体质研究的意义、功能和特点

（一）青少年体质研究的意义

《标准》的实施过程是体质研究工作的重点，它对促进青少年学生的身体锻炼，提高体质健康水平具有十分重要的意义。

（1）对《标准》的测试内容、方法与要求应有全面的了解，使测试的

基本操作保持一致性并正确掌握各种测试仪器的操作方法。

(2) 对《标准》的管理制度、要求及质量要有充分的认识。只有两者高度结合，才能使《标准》的测试工作得以真正落实。

(3)《标准》的实施工作和学校各项体育教育工作是一个有机的整体，学校体育的组织形式多种多样，体育课的基本组织形式也有多种，它和早操、课间操以及各种课外体育活动的结合，共同实现了学校体育的目的和任务。

（二）青少年体质研究的功能

《标准》是我国学校体育教育推行的一项重要的体育制度，其目的在于鼓励广大儿童青少年自觉积极地锻炼身体，促使身体的正常生长发育和身心健康的全面发展，增强体质，为全面建设社会主义现代化国家，培养德、智、体、美全面发展的建设人才服务。在2014年新修订的《国家学生体质健康标准》中，对《标准》的功能明确界定如下。

(1) 教育激励。国家学生体质健康标准是促进学生体质健康发展、激励学生积极进行身体锻炼的教育手段。所选用的指标可以反映与身体健康关系密切的身体成分、心血管系统功能、肌肉的力量和耐力、关节和肌肉的柔韧性等要素的基本状况，《标准》的实施将使学生和社会能够对影响身体健康的主要因素有一个更加明确的认识和理解，引导人们去积极追求身体的健康状态，实现学校体育的目标。

(2) 反馈调整。《标准》是学生体质健康的个体评价标准，并规定了各校应将每年测试的数据按时上报至国家学生体质健康标准数据管理系统，该系统具有按各种要求进行统计、分析检索的功能，并定期向社会公告。

(3) 引导锻炼。新的《标准》增加了一些简便易行、锻炼效果较好的项目，并提高了部分锻炼项目指标的权重，对引导学生进行体育锻炼具有较强的实效性；同时通过国家学生体质健康标准数据管理系统，学生还可以查询到针对性较强的运动处方，用于自身因地制宜地进行科学的体育锻炼，提高身体健康水平。

（三）青少年体质研究的特点

《标准》的特点主要表现在：①突出“健康第一”的指导思想。测试内容的选择和评价指标的设置考虑了与身体健康状况关系密切的身体健康素质要素。②增强了《标准》的适应性。测试项目设置了必测和选测项目，对个别体育场地要求较高的项目还设置了替代项目，扩大了《标准》的可行性和适用性范围。

综上所述，《标准》是国家的一项体育和教育制度，与学校体育的各种组织形式和各个环节都有着密切关系，推行《标准》可进一步推动和督促学校体育工作。因此，在学校体育教学和各项体育工作中，都应积极贯彻和体现《标准》的精神，使《标准》的实施与学校体育工作的各种组织形式紧密配合，互相促进，互为因果。

二、儿童青少年体质调查研究

形成良好的体育锻炼行为，同时也会产生各种不良的生活方式和行为。就目前而言，现代青少年学生大多是独生子女，家庭的溺爱造成了保姆式的教养方式。一是当代青少年所生活的环境相对独立和封闭，使得他们参与社会活动和体育锻炼的意识普遍淡薄；二是在家庭教育上家长们更倾向于让青少年更多接受一些所谓的智商开发游戏，致使青少年学生户外活动和体育锻炼的机会越来越少；三是由于现代生活环境的改变使得青少年明显地发生了由“动”到“静”的变化，如上楼乘电梯、以车代步、不参与家务劳动等体力活动减少的“静态化”，造成青少年体质“硬、软、笨”的现状日趋严重（硬，关节硬；软，肌肉软；笨，动作协调性差）。导致影响青少年体质的日常体力活动减少、饮食营养失衡等不良的环境因素，对于人生正处在起始阶段、身体生长发育还不完善的青少年而言，身心健康受损害的程度将更为深远。

从现代青少年社会生活方式和体育锻炼行为来看，首先是社会生活方式存在很大的缺陷。社会生活方式“是人们长期受一定社会、经济、文化、风俗、规范等影响而形成的一系列生活习惯、生活态度和生活制度等”。生活方式的内容相当广泛，它包括人们的衣、食、住、行、工作劳动、休闲娱乐、人际交往等，是人们在物质生活和精神生活中所表现出来的价值观、道德观、审美观以及与这些方式相联系的生活模式。就目前而言，我国青少年的体质与健康状况堪忧，其主要原因与不良生活方式的养成有着直接的关系，其次是缺少体育锻炼和必要的体力劳动。青少年体质健康水平与体育锻炼息息相关，其体育参与行为只是外在的表现形式，而真正主宰其体育行为的是深层次的体育锻炼意识。通过对问卷调查的分析表明，青少年生活方式、生活习惯、人际关系、体育锻炼及生活环境的总体情况主要表现如下。

1. 生活方式调查

青少年生活方式中脑力活动增多、体力活动减少：①独生子女的优越感使消费观念超前发展。随着我国城乡居民生活水平的不断提高，在家庭消费中用于独生子女生活、消费和教育投资的比重越来越大，导致青少年成为物质超前消费的主体，并成为公众关注的新兴的市场动力。②营养状况过剩导致肥胖学生明显增多。目前的调查结果表明，超重和肥胖学生的比例迅速增加。由于生活方式的改变，不可避免地给青少年学生的体质和健康带来不利影响。③不良的生活习惯的养成。目前，"人为疾病"的蔓延都源于不良的生活习惯的选择。青少年中吸烟、饮酒、食物过于精细等不良的生活习惯较为严重，导致青少年体质健康水平全面下降。

2. 生活习惯调查

良好的生活习惯是身心健康的保障和前提。生活习惯与人的体质健康有着千丝万缕的联系。由于现代家庭的富裕使不少青少年娇生惯养，而且形成了懒动的生活习惯。目前不良生活习惯比较突出的表现有：①逆时而作。人体在进化过程中所形成的固有生命运动规律（即"生物钟"），是维持人体生命运动过程中气血运行和新陈代谢的规律。逆时而作就会破坏这种规律，从而影响人体正常的新陈代谢，导致人体体质受到影响。②营养不全。现代日常生活习惯的改变使得饮食热量过高，且营养素不全，加之食品中人工添加剂过多，人工饲养动物成熟期短、营养成分偏缺，造成人体重要的营养素缺乏和肥胖症增多，机体的代谢功能紊乱。③练体无章。生命在于运动，人体在生命运动过程中有很多共性，但是也存在着个体差异。因此，练体强身应该是个体性很强的生活习惯，若练体无章、练体不当，必然会损坏人体的体质与健康。

3. 人际关系调查

从传统的处世哲学观念来看，人际关系好像与身心健康不太相干。"人贵有自知之明"的格言是十分深刻的，了解自己越多，越知道自己的不足，越能严格要求自己，因而对周围、对别人也越客观，人际关系也越协调。现代青少年大多自我感觉良好，高估自己、低估别人，造成人际关系紧张，使身心健康受到严重影响。

4. 体育锻炼调查

对体质与健康标准的定位不准确，认为无病就是体质好，对于体育锻炼能有效增强体质的认识不够，因而缺乏身体锻炼的积极性和主动性。青少年的体育锻炼现状的调查显示：有 6% 的青少年每天锻炼时间不足 1 小时，近 24. 8% 的学生每天基本不锻炼，60. 4% 的学生没有养成体育锻炼的习惯，有 28. 9% 的学生根本就没有时间进行体育锻炼。究其原因在于：①运动时间减少，由于学校竞争的激烈，家长为了不让孩子输在起跑线上，青少年学生的课余时间被各种补习班所充斥，剥夺了青少年体育锻炼的时间。②各种升学率压力增大，使得学校把很多课外活动的时间用文化课取而代之，青少年不论在学校还是在家庭，都没有充分的时间进行身体锻炼。③运动场地不足，运动场地是开展课外活动的必要的物质基础，许多学校的场地、器材设施薄弱而简陋。④缺乏科学指导，经费投入少。青少年学生的体育锻炼不同于成年人群，其锻炼的目的性不明确，大多带有玩乐趣味，需要精心指导，培养学生的锻炼兴趣，营造良好的锻炼氛围。⑤学生可选择项目的范围小。中小学校现有的体育设施与学生喜爱的体育项目及要求之间存在较大差距，学生可选择的项目范围较小，在一定程度上使体育锻炼局限于一部分人，使青少年学生在全面进行体育锻炼时受到了局限。

三、儿童青少年体质监测研究

目前，大多数从事儿童青少年体质研究的专家学者认为：身体成分、心血管系统的功能、肌肉的力量和耐力、肌肉和关节的柔韧性是影响人体体质水平的主要因素，也是影响儿童青少年学习、工作乃至提高未来生活质量的重要条件。因此，身体形态、身体机能和身体素质三项监测指标被广泛地应用于儿童青少年的体质测试与评价之中，并以此作为全面了解儿童青少年体质状况与健康水平变化的依据。

我国儿童青少年体质监测与评价备受关注。从1979年开始，教育部、国家体育总局等组织实施“中国学生体质与健康调研”工作。其后，1985年至2005年的20年间共5次组织全国范围的学生体质监测与健康调查工作，对儿童青少年学生的体质与健康状况进行了持续、系统的调研与监测，建立了完善的中国学生体质监测与健康调研制度。青少年体质监测结果显示，30多年来，中国儿童青少年学生的形态发育水平不断提高，营养状况得到改善，常见病患病率持续下降，但体能素质明显下降（速度、力量、耐力等），心肺功能持续降低，视力不良率居高不下，超重和肥胖青少年的比例明显增加。根据青少年现实的体质状况，相关部门采取了一系列措施提高儿童青少年学生体质健康水平，力图有效解决青少年体质与健康的突出问题。在儿童青少年体质与健康状况总体有所改善的同时，也存在一些问题。

（1）儿童青少年的视力不良检出率居高不下，并呈现出低龄化的倾向。其原因在于，学生将大量的时间用于完成课内外作业，加之玩电子游戏、浏览互联网、看电视等活动，而体育锻炼时间明显减少。在青少年学生群体中，视力不良检出率最高的是高校大学生群体（达86.36%），而小学生及初高中学生群体的视力不良检出率增幅最快，从而导致眼疾病患者（近视率等）居高不下。

（2）肥胖检出率持续上升。由于膳食热量和营养素摄入增加，缺乏体育锻炼，加之家长的科学营养知识尚未普及，我国儿童青少年超重和肥胖者逐年增加。超重和肥胖已对青少年的身心健康造成了严重的不良影响，也给各种疾病（如高血压、高脂血症、冠心病、糖尿病、肿瘤等）的发生带来隐忧。据专家预期，在今后的十几年内我国学生中的肥胖和超重者还将继续增加，肥胖将逐步成为影响我国青少年学生体质健康的主要问题。

（3）高校大学生身体素质呈现下降趋势。19～22岁年龄组的男生速度、爆发力、耐力等身体素质指标下降，女生身体素质指标有升有降。全国学生体质健康调研组组长邢文华教授认为，大学体育教育存在不足是造成大学生身体素质下降的重要原因，过分强调兴趣而忽视了基本的身体素质的培养。为此，在大学体育教育中增加一些基本的体育锻炼项目，对防止身体素质持续下降有着重要作用。

第三章　全民体质监控与测试研究

体质是健康的物质基础，是人体维持良好健康状态的前提，只有具备了良好的体质，才能从容地应对生活、学习、工作、环境等各种挑战，才能真正实现提高生活质量、生命质量的目标。积极参加体育健身活动是增强体质的重要手段，但不同的体质基础，要选择不同的锻炼方法，才能取得良好的锻炼效果。体质测定是了解自身体质现状的一种方法，只有了解自己体质的薄弱环节才能做到“对症下药”，从而采取有针对性的措施加以改善和提高。

第一节　国民体质测定及其意义

一、国民体质测定的定义

国民体质测定以《国民体质测定标准》为基础[1]，运用科学的方法对国民个体的形态、机能、素质状况等进行测试与评定，目的是指导群众科学健身，提高群众体育锻炼的积极性，推动全民健身和全民健康。

二、国民体质测定的意义

体质测定是实现科学锻炼的重要环节。其意义在于：①国民体质测定是衡量人体体质水平的尺子；②国民体质测定是科学指导全民健身活动的开展、发挥体育对增强人民体质的积极作用的有效手段；③国民体质测定是落实《中华人民共和国体育法》和《全民健身计划纲要》，构建面向大众的体育服务体系的一项重要工作；④国民体质测定是在新的历史时期，贯彻党的体育方针、健康中国方针，坚持体育为人民服务根本宗旨的具体体现。

2003 年，修改后公布的《国民体质测定标准》的施行办法中明确提出：提倡国民在经常参加体育锻炼的基础上，定期进行体质测定（第四条）。各级体育行政部门应当将施行《国民体质测定标准》和开展国民体质

---

[1] 中国国民体质监测系统课题组，国家体育总局科教司．中国国民体质监测系统的研究［M］．北京：北京体育大学出版社，2000.

监测结合进行，要扶持建立体质测定站，培训体质测定人员，划拨经费等（第六条）。城市体育先进社区和有条件的社区应当建立体质测定站，为居民提供体质测定服务（第八条）。乡镇也要创造条件建立体质测定站，为农民提供体质测定服务（第九条）。提出进一步完善国民体质测试常态化机制，强调建立广泛覆盖城镇乡村的体质测试平台，开展不同人群的国民体质测试工作。可见，体质测定是国家要求广泛开展的一项为广大老百姓服务的工作，是全民健身活动科学化，指导群众科学健身的一项重要工作。参加测定的人越多，对推动全民健身活动作用越大。

第二节　国民体质监测的历史沿革

一、清末、民国时期的体格检查

体格检查的论调早在清末就已出现，民国时期，体格检查和生长发育研究逐渐开展起来。例如，1910 年，中国基督教医学会发表“中国学生的身体测量报告，包含 200 名武昌学生（11～13 岁）的身高、体重等指标状况。1929 年 11 月，南京国民政府教育部公布《学校学生健康检查规则》，号召每年对全国学生进行体格检查。《学校学生健康检查规则》对学校施行学生健康检查的方法、步骤等内容，以法令的形式做了具体规定。当时教育部门每年都要对各地学校的学生进行一次健康检查及普查工作，学生健康检查测试成了一项经常性的工作。1931 年，“中华民国”教育部公布的《教育部中小学卫生教育设计委员会章程》中，该委员会的第一、第二项任务便是“编订幼稚园、小学、中学学生体格发育标准”和“制定体格检查之实施方法”。在 1931 年民国教育统计中，有该年度专科以上学校学生 20977 人体格检查状况的记载，包括各校学生身高、体重、胸围等的平均数。在“中华民国”教育部教育视导组对学校的视察内容里包含了学生体格，并要求填写报表。1940 年在重庆举行的全国国民体育会议上，第三组（学校体育组）的 11 项议决案中包括了“拟请举行小学儿童体格测量案”“拟请完成女生体格测量及运动技能标准案”等内容。以上述脉络看出，从 20 世纪 30 年代起，学生的体格检查与测量逐渐在全国范围内开展，各种相关的标准也随之逐渐形成，并有“合乎统计学原理”原理。

二、国民体质监测的依据

党和政府不仅重视而且不断采取有效措施增强人民体质，其中一项重要举措就是建立并施行国民体质测定制度。《中华人民共和国体育法》第二章第十一条规定："国家推行全民健身计划，实施体育锻炼标准，进行体质监测。"《全民健身计划纲要》第二十一条规定："实施体质测定制度，制定体质测定标准，定期公布国民体质状况。"

《全民健身条例》第九条规定："国家定期开展公民体质监测。公民体质监测由国务院体育主管部门会同有关部门组织实施；其中，对学生的体质监测由国务院教育主管部门组织实施。"第十条规定："国务院根据公民体质监测结果，修订全民健身计划。"

《体育事业发展"十三五"规划》(2016年)第十七条规定:"进一步完善国民体质测试常态化机制,探索体质测定与运动健身指导站、社区医院等社会资源相结合的运行模式。建立广泛覆盖城镇乡村的体质测试平台,开展不同人群的国民体质测试工作,依托体质监测数据库,建立科学健身指导服务体系。"

三、国民体质监测回顾

1979年，由国家体育运动委员会（以下简称国家体委）牵头，会同国家教育部、卫生部共同组织16省（自治区、直辖市）省会城市进行青少年儿童体质调查（"我国青少年儿童身体形态、机能与素质的研究"课题）。1985年，由教育部牵头，会同国家体委、卫生部、国家民族事务委员会(以下简称国家民委）组织开展了第一次全国大规模的多民族学生体质健康调查。1991年，全国学生进行了体质健康监测。1995年，国家教育委员会(以下简称国家教委)、国家体委、卫生部国家民委、国家科学技术委员会(以下简称国家科委）组织全国学生体质健康调研。1993～1995年，国家体委组织了全国职工体质调研，在此基础上制定了《中国成年人体质测定标准》。1996年7月2日，由国家体委批准公布在全国施行。1997年，开始在全国部分省（自治区、直辖市）进行成年人体质监测工作。1998年，国家体育总局组织了全国17个省（自治区、直辖市）儿童和老年人体质调查。2000年，第一次国家国民体质监测工作由国家体育总局、教育部、卫生部、科技部、国家民委、民政部、财政部、农业部、国家统计局、中华全国总工会部门共同领导、联合进行；在此基础上，国家体育总局制定了用于评价中国幼儿、成年人和老年人三个人群的《国民体质测定标准》，教育部制定了用于评价学生的《国家学生体质健康标准》。2005年、2010年、2014年，国家国民体质监测工作依旧由国家体育总局、教育部、卫生部、科技部、国家民委、民政部、财政部、农业部、国家统计局、中华全国总工会十部门共同领导、联合进行，并以公报的形式向全社会发布监测结果。

为配合国家五年规划的制定，我国于2014年（即按原计划提前一年）进行第4次国家国民体质监测，以后的监测周期依然是5年，例如，第5次为2019年，第6次为2024年，以此类推。

起步于20世纪80年代初的中国国民体质监测工作，以“儿童青少年身体形态、机能和素质调研”开始，以“我国学生体质与健康调研”为契机，以扩展调研人群为突破口，20世纪90年代中后期，我国逐步建立了国民体质监测系统并获得了政府的支持，最终以“法律”、“法规”和“规定”的形式成为当前群众体育工作的重头戏，也成为全民健身研究领域中较为活跃的研究方向，同时也适应了党中央、国务院在新时期对人民健康规划的举措。

四、国民体质监测的成就

随着国民体质监测工作的开展，国民体质的研究和数据应用越来越广泛和深入，国民体质监测的成效也越来越突出，其主要成就表现在以下5个方面。

（1）建立了全国性的国民体质监测网络系统。国家—省（自治区、直辖市）市（州）—县（区、市）—监测点的多级网络建立并稳定下来，任务分工与职责明确，5年一次的国家监测形成惯例。

（2）制定了适用于幼儿、成年人、老年人的《国民体质测定标准》和适用于大、中、小学在校学生的《国家学生体质健康标准》，并广泛应用于国民体质测定评价和学生体质健康测定评价。在全民健身运动中，成为科学健身指导的得力助手；在学校教育工作中，成为评价学校体育成效的客观工具。

（3）为更深入、更扎实地开展全民健身运动，开展学校体育工作提供了可靠的数据支撑。监测数据运用于国家及各个地方政府制定的社会发展规划及政策中，其中，《国民体质测定标准》合格率和《国家学生体质健康标准》优秀率成为民生工程、健康工程、全民健身工程、学校体育发展工作的重要内容。监测结果也成为评估群众体育工作和学校体育工作的重要依据。

（4）确立了国民体质监测在健康中国规划和全民健身战略中的重要地位。2014年10月出台的《国务院关于加快发展体育产业促进体育消费的若干意见》将全民健身上升为国家战略，并明确提出“完善国民体质监测制度”“为群众提供体质测试服务”“定期发布国民体质监测报告”。2016年10月，中国共产党中央委员会、国务院颁布的《“健康中国2030”规划纲要》明确要求“开展国民体质测试，完善体质健康监测体系，开发应用国民体质健康监测大数据”，并提出了《国民体质测定标准》合格率和《国家学生体质健康标准》优秀率。

（5）催生了众多有关国民体质、学生体质的调查报告和研究成果。在国家体育总局、国家国民体质监测中心、中国体育科学学会体质研究分会及教育部体育卫生与艺术教育司的引领下，近20年来，体质研究在“体质测量方法”“体质测定标准”“体力活动”“增强国民体质的途径、方法”“儿童少年身体发育”等方面取得了一系列成果，并被应用于体质测量与评价、大众健身指导、学校体育教育等方面。

第三节　国民体质监测及其意义

一、国民体质监测的定义

体质监测是指国家为了系统掌握国民体质状况，以抽样调查的方式，按照国家颁布的国民体质监测指标[1]，在全国范围内（或在某一地区）定期对监测对象进行测试和对监测数据进行分析、研究。其主要目的是收集、了解我国国民体质数据，从而估计国民的体质水平，并为制定相应的政策提供依据。

二、国民体质监测的意义

（一）动态把握中国人体质的变化情况

国民体质监测工作是一项定期、定指标、定方法、定样本（定点、定人群）、定人数、以测试和调查方法动态观察国民体质变化的工作。通过监测可以了解不同年代中国人体质的变化情况，从纵向上把握国民体质的情况。

（二）为政府决策和宏观调控提供科学的依据

国民体质监测是全民健身计划实施过程中的决策支持系统。通过持续、定期地开展这项工作，可系统地了解和研究不同年龄、性别、职业人群的体质状况变化规律和发展趋势，把握全民健身和健身效果的动态信息，为政府决策和宏观调控提供科学的依据。

---

[1] 教育部教育年鉴编纂委员会．第二次中国教育年鉴［M］．上海：商务印书馆，1948.

（三）推动全民健身活动的开展，促进国家经济建设和社会发展

在《体育发展“十三五”规划》中，把体质监测确定为全民健身公共服务体系中的一个主要内容，说明了体质监测服务于社会、服务于人民的重要性。

从2000年起，我国每5年进行一次国民体质监测。监测是由国家体育总局、教育部、卫生部、科技部、国家民委、民政部、财政部、农业部、国家统计局、中华全国总工会十部门共同领导、联合进行的每5年一次的国民体质监测工作，是各级国民体质监测中心的工作重点，从准备到实施再到完成需要2～3年的时间。其社会效益在于对全国（或某一地区）国民体质的状况和变化规律进行客观的描述，为政府部门尤其是体育、教育、卫生、科技、统计等职能部门的相关工作和决策提供依据，推动全民健身活动的开展，促进国民健康，促进国家经济建设和社会发展。

国民体质监测是政府行为，有国家的拨款作为支持。工作经费主要依据《国家体质监测工作规定》中的第十六条规定，由各级体育行政部门从其集中的体育彩票公益金中解决。

第四节　国民体质监测与国民体质测定

国民体质监测与国民体质测定是既有联系又有区别的两项工作。总的来说“监测”是全国性的工作，全国性的测试，“监测”代表“面”，反映“面”；而“测定”则针对个体或某群体，反映的是“点”。

一、国民体质监测与国民体质测定的联系

国民体质监测与国民体质测定的联系主要表现在以下5个方面。

（1）国民体质监测是在国民体质测定工作开展和研究的基础上促成国家以法令形式确定下来的工作。

（2）监测和测定采用的评价方法——《国民体质测定标准》和《国家学生体质健康标准》是在国民体质监测工作的基础上制定和完善的，随着时间的推移可根据体质监测结果进行相应的调整和修订。

（3）《国民体质测定标准》和《国家学生体质健康标准》的“达标”情况是国民体质监测结果分析的内容之一。

（4）国民体质监测的指标与方法会随着国民体质测定的广泛开展和研究的深入进行调整和完善。

（5）国民体质测定虽然可以随时随地进行，但其测定的数据可纳入本

地区日常国民体质监测工作，随着大数据的广泛应用，也可纳入国家的监测。

二、国民体质监测与国民体质测定的区别

（1）组织工作。国家国民体质监测工作每5年进行一次，是政府行为，由国家体育总局、教育部、卫生部、科技部、国家民委、民政部、财政部、农业部、国家统计局、中华全国总工会十部门共同领导并联合进行的；国民体质测定以及《国民体质测定标准》的施行可随时随地进行，可以是政府行为，也可以是非政府行为，如体质监测中心、体检机构等部门根据本地区本单位人员、设备、经费等具体情况开展。

（2）器材和方法。国民体质监测使用统一器材和方法，对确定的抽样点和人群进行监测，采用的指标较多，增加了胸围、腰围、臀围、皮褶厚度、背力、脉搏、血压等测试内容。监测中还涉及个人信息、生活、体力活动、锻炼等内容的社会学问卷调查。除此之外，国家国民体质监测不采用广泛测试的方法，一个省（自治区、直辖市）只设三个市（州）为国家监测点，共测试7200人，这三个市（州）2000年定下后不能随意改变，保持监测的连续和稳定。国家国民体质监测采用分层随机整群抽样的方法，对抽样对象的地域分布（东南西北）、经济水平（好中差）、城乡、职业、性别、各年龄段人数等都有严格的要求，必须按规定监测，不能违反。各省（自治区、直辖市）本级国民体质监测可参照国家级监测，扩大样本进行。国民体质测定指标和方法以《国民体质测定标准》为基础，但可以不采用统一器材（须符合计量标准），也不分人群。此外，根据社会需求和具体条件可以增加测定指标和测定设备。

（3）质量监控。国家国民体质监测工作程序和质量控制上要求严格，如要派驻质量控制监督员现场抽查、复测，数据需要录入两遍（避免差错），监测的数据要上报国家十部委等；国民体质测定在工作程序上无须统一要求，其他也视具体情况而定。

（4）经费。国民体质监测的经费由国家拨款，国民体质测定是多渠道筹款；国民体质监测是公益性工作，而国民体质测定可以是公益性服务工作，也可以是非公益性服务工作。

第五节　体质测量的学科基础

国民体质监测与国民体质测定是随着国民经济的发展、体育运动实践的需要以及健康工作的需要，而逐步形成、建立并且开展的一项工作，它

的学科基础是人体测量学。从广义来说，体质测量也属于预防医学的流行病调查范畴，由于目前的工作由政府的体育行政部门和教育行政部门主管，被认为是体育测量与评价的一个分支。

国民体质测定是运用体育测量与评价的方法和手段，侧重对人体形态、机能素质以及与健康相关的因素进行测量和分析评估，测量对象是3～69岁的国民。做好国民体质测定工作，并能进行相应的评价、咨询和指导，必须具备人体解剖学、运动生理学、运动训练学、体育健身理论、营养学、健康管理的基础理论知识，另外还要涉猎统计学、科研方法、遗传学、医学、计算机等方面的知识。

第四章　体质健康测量与评价

体质反映人体质量，是在遗传性和获得性基础上表现出来的人体形态结构、生理功能和心理因素的综合的、相对稳定的特征。中国体育科学学会研究分会指出，体质包括以下 5 个方面：①身体形态发育水平，即体格、体型、姿势、营养状况以及身体成分；②生理功能水平，即机体新陈代谢水平与各器官系统达到的工作效能；③身体素质和运动能力的发展水平，即速度、力量、耐力、灵敏、柔韧等素质和走、跑、跳、投掷、攀爬、负重等身体活动能力；④心理素质发展水平，即人体的本体感知能力、个性特征、意志品质等；⑤适应能力，包括对自然环境、社会环境、各种生活紧张事件的适应能力以及对疾病和其他有碍健康的不良应激源的抵抗能力等。本章将对体质这 5 个要素逐一进行介绍。

第一节　身体形态的测量与评价

身体形态测量与评价虽然主要体现人体外观性特征，但近年来，研究者已经越来越多地利用形态指标构成体质健康的评价手段并大量应用于对人体健康水平的评价，从而引起人们对身体形态测评的更多关注。例如，人们把 BMI 指数、体脂百分比等作为健康评价的基本指标而广泛应用，以及人们通过“腰臀比”判断心血管疾病的危险性，这些都显示了身体形态相关知识在人体科学、运动科学和体质健康领域里都发挥着重要的作用，其内涵也变得更为丰富和具有更好的实用性。

一、身体形态测量概述

（一）身体形态的定义

身体形态是指人体在一定条件下的表现形式，包括人体各部分大小、人体重量、性征、骨骼、体型及身体姿态等。身体形态体现了人体外观性特征，包括器官的外形结构、体格、体型和姿势。

身体形态测量是定量化研究人体外部特征的重要方法，是研究人体生长发育规律、体质水平、营养状况和用于某些疾病的诊断及康复效果评定必不可少的手段。

(二) 身体形态的主要测量点

使用精密的测量仪器和标准化的测量方法，严格遵守形态测量的各项规则，是获得准确测量数据的重要前提。在阐述人体各部分形态结构的关系时，应以标准站姿加以说明，即身体直立、两眼平视、两脚并拢、足尖向前、两上肢自然下垂于躯干两侧、手掌下垂贴于大腿两侧、两下肢自然并拢。根据标准姿势，身体形态测量中主要测量点如图 4-1 所示。

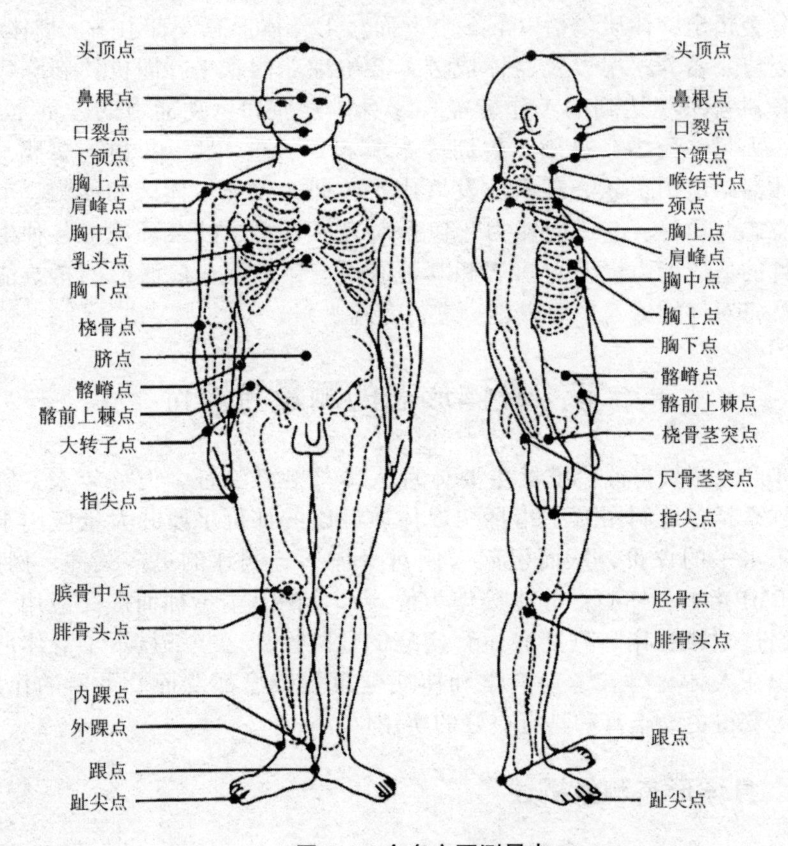

图 4-1　全身主要测量点

形态测量的测量点，大多是根据骨性标志（即骨的隆凸、结节、骨骺的边缘等）确定的，还有一些测量点是根据皮肤褶皱、皮肤特殊结构和肌性标志所确定。

(1) 头顶点：头固定于耳眼平面上，头顶在正中线上的最高点，即头顶部正中矢状面上最高的一点。

(2) 胸上点：指胸骨上柄上缘和正中矢状面的交点。

(3) 胸中点：胸中点接近人体的胸骨中部，位于左右第四胸肋关节连线的正中点。

(4) 胸下点：胸骨体下缘（和剑突相连的地方）与正中矢状面的交点。

(5) 乳头点：乳头的中心点，一般位于锁骨中线的第四肋间处。

(6) 脐点：脐部中心点。

(7) 髂嵴点：指身体正侧方髂嵴最向外突出的点。

(8) 髂前上棘点：髂前上棘向前下方最突出的一点。

(9) 肩峰点：指肩胛骨的肩峰上外侧缘，向外最突出的点。

(10) 桡骨点：在上肢下垂姿势中，桡骨小头上缘的最高点。

(11) 桡骨茎突点：上肢下垂时，前臂远端桡骨茎突的最低点。

(12) 指尖点：中指尖端最靠下的一点。

(13) 大转子点：指股骨大转子的最高点。

(14) 胫骨点：指胫骨内侧髁上的最高点。

(15) 内踝点：胫骨内踝尖端最下方的点。

(16) 跟点：指直立时足跟向后最突出的点。

(17) 趾尖点：最长脚趾的趾端。

（三）身体形态测量的评价指标

在大众健康领域，常用的身体形态测量评价指标概括起来主要有体格测量、体型测量、身体成分测量和身体姿势的测量。

二、体格测量与评价

（一）体格概述

体格是指身体各环节的长度、宽度、围度、厚度和质量。体格测量在体质健康研究、运动医学、运动生物力学、临床医学、康复医学以及航空医学等许多领域都有广泛的应用。

把两个或两个以上的体格指标按一定公式计算后产生的新指标叫作派生指标。在体格评价中，应用派生指标反映各指标之间的相对关系，如指距指数（身高—指距）表达了指距与身高的关系，因而比单指标能更客观地评价人的形态特征。

（二）常用体格测量方法

1. 长度指标的测量

(1) 身高。

使用仪器：身高计。

测量方法：受试者赤脚，以立正姿势（上肢自然下垂、足跟并拢、足尖分开成60°）站在身高计的底板上，足跟、骶骨部和两肩胛间与立柱相接触，躯干自然挺直，头部正直，双眼正视前方，保持耳屏上缘与眼眶下缘呈同一水平高度。测试人员站在受试者右侧，将水平压板轻轻沿立柱下滑，轻压受试者头顶，读数时测试者双眼与水平板呈水平位，以厘米为单位精确至小数点后一位记录。

身高主要反映骨骼的纵向发育水平，可以用来评价儿童少年的生长发育状况。近年来，在中老年人体质研究中也利用身高的下降幅度说明脊柱的健康水平，一般认为，身高下降与脊柱椎间盘萎缩变薄、脊柱弯曲改变等有关。另外，利用身高指标与其他指标建立比例关系来说明相对水平在身体形态测评中非常多见，因此，准确地测量身高有重要的实际意义。

（2）坐高。

使用仪器：身高坐高计或马丁尺。

测量方法：受试者坐于坐板上，骶骨部和两肩胛间紧靠立柱，躯干挺直，头部正直，双眼平视，保持耳眼平面水平，两腿并拢，使大腿与地面平行，双足踏在垫板或地面上，上肢自然下垂，不得支撑坐板。

坐高主要反映人体躯干的长度，由于真正的躯干长度是指从胸上点至耻骨联合点的垂直距离，这很不容易测量，所以在体质评价中用坐高间接观察躯干的发育情况。躯干是贮藏内脏的地方，因此也可以间接地了解内脏器官的发育状况。

2. 宽度、厚度指标的测量

（1）肩宽：肩宽是指左右两肩峰之间的直线距离。

使用仪器：测径规或马丁尺。

测试方法：受试者两脚分开与肩同宽，自然站立，两肩放松。测试人员站其背后，先用两手指向肩胛骨外侧缘终点，再用测径规或马丁尺量两肩峰间距离。

肩宽指标表示肩的长度，是反映体型特征的重要指标之一，肩部较宽有利于发展肩带肌肉的力量。肩宽的评价可以采用比肩宽指标，即肩宽（厘米）/身高（厘米）×100%。

（2）骨盆宽：骨盆宽指两髂嵴点间的直线距离。

使用仪器：测径规或马丁尺。

测量方法：受试者自然站立，双腿并拢。测试人员站在受试者的后方，用两食指摸髂嵴外缘，用测径规或马丁尺量髂嵴外缘间的最宽距离。

在评价中，可以用比骨盆宽反映体型特征，即骨盆宽/肩宽×100%，一般认为，肩宽、骨盆窄可呈现“倒三角”的优美体型，并有利于运动。

（3）胸宽：胸宽是胸中点高度，左右腋中线之间的距离。

使用仪器：测径规或马丁尺。

测量方法：测试人员面对受试者，用测径规测量胸中点水平面上，胸廓两端最外侧突出点之间的横向直线距离。

（4）胸厚：胸厚是指胸中点至后面相应棘突之间的水平距离。

使用仪器：测径规或马丁尺。

测量方法：测试人员站于受试者右侧，将马丁尺轻夹在胸中点和脊柱相应棘突上读数。

胸宽和胸厚可反映胸廓的形态特征，可以评价胸廓及躯干的发育状况。一般来说，胸部相对宽厚者体格良好，躯干有力且利于运动。

3. 围度指标的测量

（1）上臂围：上臂围包括放松围和紧张围，是指两种状态下肱二头肌最粗处的围度。

测量方法：右臂斜平举约45°，掌心向上，握拳并用力屈肘，测试人员面对受试者，将皮尺绕肱二头肌最粗处测量上臂紧张围；皮尺位置不动，受试者松开拳头，放下上肢，此时读数为上臂放松围。

臂围能反映人体肌肉和脂肪的发育程度，在一定程度上也能反映肌肉弹性和收缩力量的大小。一般认为，上臂松紧围差值较大者肌肉力量相对较好。

（2）胸围：测量方法为受试者自然站立，双肩放松，两上肢自然下垂。

测试人员面对受试者，将皮尺上缘置于背部肩胛骨下角下缘并绕至胸前，男性和未发育女性把皮尺下缘置于乳头上缘；已发育女性置于乳头上方第四胸肋关节处，皮尺围绕胸部的松紧度应适宜，以对皮肤不产生明显压迫为度。应在受试者平静状态下（呼气未结束时）读取数值。

胸围是人体宽度和厚度最有代表性的测量值，是衡量人体生长发育水平的一个重要指标，也可反映呼吸器官、胸部肌肉和脂肪的发育情况。胸围受年龄、性别、劳动、体育锻炼和生活条件等因素的影响。

（3）腰围：测量方法为受试者自然站立，两肩放松，双臂交叉并抱于胸前。测试人员面对受试者，将皮尺经脐上0.5～1厘米处（肥胖者可选在腰部最粗处）水平绕一周，测量其围度。

腰围在一定程度上可反映腹部皮下脂肪厚度和营养状况，是反映人体体型特点的一个重要指标，也是用于健康评价的常用指标。腰部脂肪堆积被认为是心血管、脂肪肝、糖尿病等疾病的危险因素，当腹壁肌肉紧张度降低或腹部脂肪堆积过多时腰围会增加。体育锻炼可使脂肪减少，腹部张力提高，因而可使腰围减小。

（4）臀围：测量方法为受试者自然站立，双腿并拢，双臂交叉抱于胸前，测试人员站在受试者侧前方，将皮尺沿臀大肌最突出处水平围绕一周，测量围度。臀围能反映臀部肌肉和脂肪的发育、发达程度。

4. 体重

体重是指身体的重量。

使用仪器：杠杆秤或电子体重计。

测量方法：测试时，杠杆秤或电子体重计应放在平坦的地面上，调整0点。男生身着短裤，女生身着短裤和短袖衫（背心），站立于秤台中央。用杠杆秤时，测试人员放置适当砝码并移动游码至刻度尺平衡。读数以千克为单位，精确到小数点后一位；用电子体重计读显示的数值即可。

体重是反映人体横向发育的重要指标，它和身高等其他形态指标的比例关系，被用来说明身体发育的充实度、营养状态等身体健康程度。比如常用的有身体质量指数［体重（千克）/身高^2（米）］、克托莱指数［体重（千克）/身高（厘米）×1000］、维尔威克指数｛［体重（千克）+胸围（厘米）］/身高（厘米）×100｝、劳雷尔指数｛［体重（千克）/身高（厘米）］×107｝等都可用于评价和研究人体肌肉、骨骼、内脏器官和脂肪组织的发育状态，反映人体的充实度和营养状态。

三、身体成分测量与评价

（一）身体成分概述

身体成分指组成人体各组织器官的总成分。总重量为体重，含脂肪成分和非脂肪成分。体脂重量占体重的百分比称体脂百分比，余下的包括骨、水分、肌肉为瘦体重。

体重是评价肥胖度的重要指标，要想更准确评价肥胖程度应该进一步测量和区分体重中脂肪所占的比例。从健康学角度出发，肥胖不仅是指体重超标，更重要的是指体脂百分比超过正常水平。

体内含有合理的脂肪贮备可为机体提供丰富的能源，亦能起到保护内脏器官、缓冲机械撞击、促进脂溶性维生素吸收等重要的生理功能。但大量流行病学调查显示：目前由于膳食结构不合理、运动不足导致脂肪堆积过多的肥胖症倾向不仅增加了机体负担，还易引发高血压、冠状动脉硬化等疾病，已经成为人类健康的最大威胁之一。因此，身体成分的测量与评价是医生和体质专家评价健康的重要依据。

（二）身体成分测量方法

在对身体成分进行测量与评价时，体脂百分比是重要指标，目前比较常用的测量方法是水下称重法、皮褶厚度法、生物电阻抗法、双能量 X 射线吸收法等。

1. 水下称重法

水下称重法是通过对身体密度的测量间接推算体脂率和瘦体重的一种方法，这一方法相对来说精确性高，被称为评估其他方法准确性的“金标准”（Wagner & Hayward，1999）。但其测量过程比较烦琐，应用不够方便。水下称重法需要的测试仪器有水下称重设备、体重秤、肺活量计、温度计等，如图 4-2 所示。

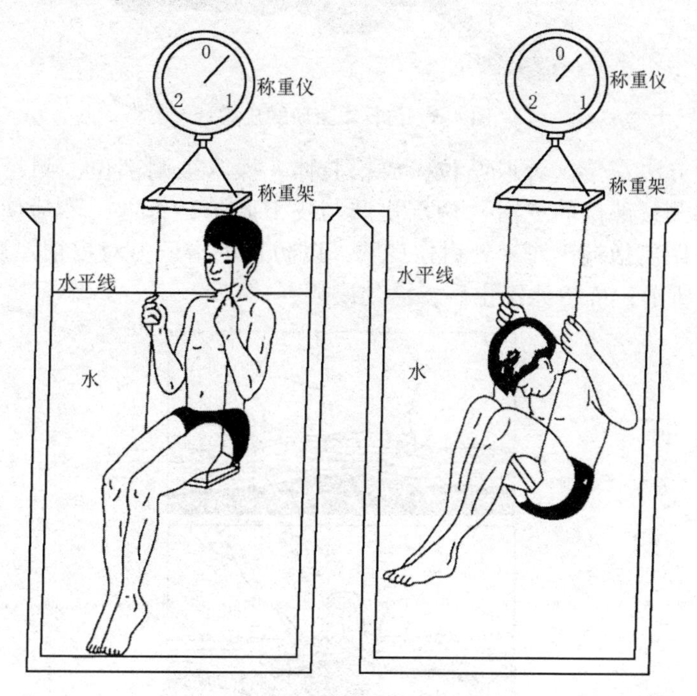

图 4-2 水下称重测量图示

水下称重的原理主要是根据阿基米德的浮力原理，即物体进入水中，因水的反作用力而产生浮力，浮力的大小便是该物体排出液体所受重力。根据这个原理，可以通过水下体重、陆地体重和水的密度求出人体的体积和人体密度，通过密度即可间接测得人体的脂肪含量。

2. 皮褶厚度法

人体皮下脂肪约占身体总脂肪的2/3，故测量皮下脂肪的厚度可以推测身体总脂肪量。皮褶厚度法使用的仪器和方法均较为简便，在体质评价中得到广泛的应用。

(1) 测量仪器及方法。

测量仪器：一般使用国产“仿日本荣研式皮脂计”，如图4-3所示。

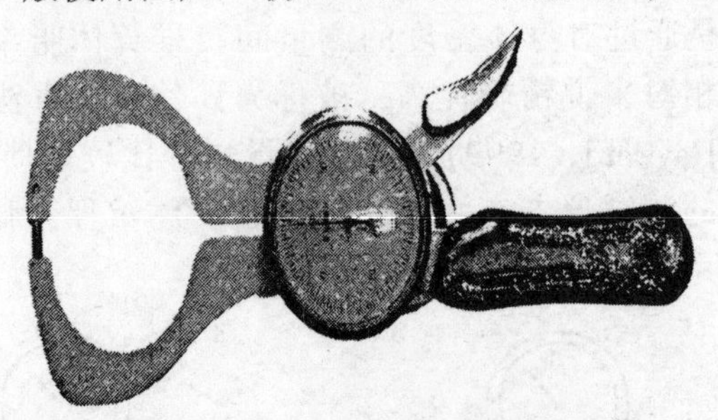

图4-3 仿日本荣研式皮脂计

测量方法：受试者取站位，放松肢体，裸露被测部位，测量者用拇指和食指将测量部位的皮褶（两层皮肤与皮下脂肪）捏起，然后使皮脂计的两钳接点距离指端1厘米处钳住皮肤，以防止手指压力对皮褶厚度的影响，如图4-4所示，待指针停止后，立刻读数。

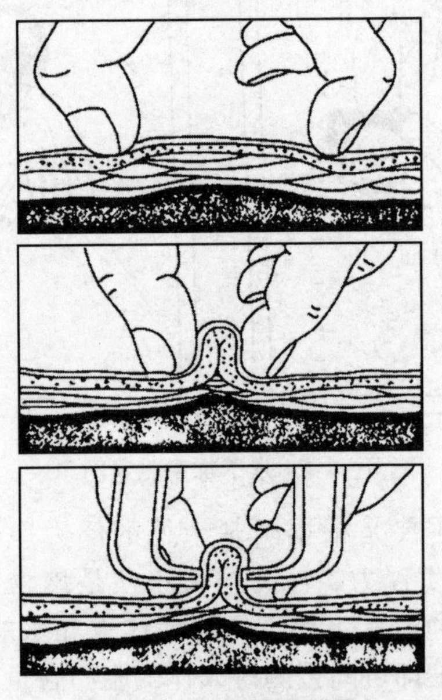

图4-4 皮褶厚度测量

连续测量三次，取中间值，三次测量的误差不应超过5%。

（2）常用测量部位。

①肱三头肌部。测试人员于受试者背后用软尺在其上臂的后面测量肩峰点和鹰嘴突之间的距离，并标出两点间的中点，受试者前臂自然下垂，测试人员左手拇指、食指朝下，于受试者上臂后部高于标记点1厘米处垂直捏起皮褶，测试人员将皮褶钳接点置于标记点水平处测量皮褶厚度。

②肩胛骨下角部。测试人员触摸受试者的肩胛骨下角并在其下做标记，在低于标记点1厘米处（肩胛下角下方1～2厘米）与脊柱呈45°角捏起皮褶测量皮褶厚度。

③腹部。测试人员在受试者脐右侧5厘米处做标记，在高于标记点1厘米处垂直捏起皮褶。

④髂嵴部。测试人员在受试者髂脊之上，腋前线或腋中线处做标记，在高于标记点后上方斜行捏起皮褶。

⑤小腿部。受试者取坐位，右膝弯曲90°，测试人员在受试者小腿内侧最粗处水平做一标记，在高于标记点1厘米处垂直捏起皮褶，测试人员将皮褶钳接点置于标记点水平处测量皮褶厚度。

（3）常用身体密度（*Db*）推算公式及体脂百分比的计算。

①日本长岭—铃木身体密度推算公式见表4-1。

表4-1　长岭—铃木身体密度推算公式

年龄	男	女
9～11岁	1. 0879～0. 00151×S	1. 0794～0. 00142×S
12～14岁	1. 0868～0. 00133×S	1. 0888～0. 00153×S
15～18岁	1. 0977～0. 00146×S	1. 0931～0. 00160×S
19岁以上	1. 0913～0. 00116×S	1. 0897～0. 00133×S

注：*S*=肱三头肌部+肩胛下部皮褶厚度（毫米）

体脂百分比=（4. 201/Db-3. 813）×100%

②美国Pollock身体密度推算公式见表4-2[1]。

[1] X_1=胸部皮褶厚度（毫米），X_2=肩胛下角部皮褶厚度（毫米），X_3=大腿部皮褶厚度（毫米），X_4=腋部皮褶厚度（毫米）。

表 4-2　Pollock 身体密度推算公式

	男子	女子
青年	$1.09716 \sim 0.00065X_1 \sim 0.00055X_2 \sim 0.008X_3$	$1.0852 \sim 0.0008X_2 \sim 0.0011X_3$
中年	$1.0766 \sim 0.00098X_1 \sim 0.0007X_3$	$1.0754 \sim 0.0008X_4 \sim 0.0007X_3$

③Jackson/Pollock（$J-P$）身体密度推算公式。

Jackson/Pollock（$J-P$）方法是目前较为流行的用皮褶厚度推测体脂百分数的方法。$J-P$ 方法是根据三处皮褶厚度之和利用列线图、方程或数表对体脂百分数进行推测的，男子皮褶厚度测试部位为大腿部、胸部和腹部；女子为大腿部、臂部和髂骨上部。皮褶厚度单位为毫米，具体公式如下。

成年男子身体密度（Db）= 1.10938-0.0008267（胸部皮褶厚度+腹部皮褶厚度+大腿部皮褶厚度）+0.0000016（胸部皮褶厚度+腹部皮褶厚度+大腿部皮褶厚度）^{2}-0.0002574（年龄）

成年女子身体密度（Db）= 1.0994121-0.000992（臂部皮褶厚度+髂骨上部皮褶厚度+大腿部皮褶厚度）+0.0000023（臂部皮褶厚度+髂骨上部皮褶厚度+大腿部皮褶厚度）^{2}-0.0001392（年龄）

体脂百分比=［（4.95/Db）-4.50］×100%

（4）英国 Donahue 体脂百分比计算法。

Donahue 计算体脂百分比采用肱二头肌部、肱三头肌部、肩胛下部、腹部四个部位的皮褶厚度，计算总和后直接查表计算体脂百分比，见表 4-3、表4-4。

表 4-3　Donahue 体脂百分比计算法（男子）

皮褶厚度总和（毫米）	16～29 岁	30～49 岁	50 岁以上
20	8.1	12.1	12.5
22	9.2	13.2	13.9
24	10.2	14.2	15.1
26	11.2	15.2	16.3
28	12.1	16.1	17.4
30	12.9	16.9	18.5
35	14.7	18.7	20.8
40	16.3	20.3	22.8

续表

皮褶厚度总和（毫米）	16～29岁	30～49岁	50岁以上
45	17.7	21.8	24.7
50	19.0	23.0	26.3
55	20.2	24.2	27.8
60	21.2	25.3	29.1
65	22.2	26.3	30.4
70	23.2	27.2	31.5
75	24.0	28.0	32.6
80	24.8	28.8	33.7
85	25.6	29.6	34.6
90	26.3	30.3	35.5
95	27.0	31.0	36.5
100	27.6	31.7	37.3
110	28.8	32.9	38.8
120	29.9	34.0	40.2
130	31.0	35.0	41.5
140	31.9	36.0	42.8
150	32.8	36.8	43.9
160	33.6	37.7	45.0
170	34.4	38.5	46.0
180	35.2	39.2	47.0
190	35.9	39.9	47.9
200	36.5	40.6	48.8

表 4-4　体脂百分比计算法（女子）

皮褶厚度总和（毫米）	16～29 岁	30～49 岁	50 岁以上
14	9.4	14.1	17.0
16	11.2	15.7	18.6
18	12.7	17.1	20.1
20	14.1	18.4	24.1
22	15.4	19.5	22.6
24	16.5	20.6	23.7
26	17.6	21.5	24.8
28	18.6	22.4	28.6
30	19.5	23.3	30.3
35	21.6	25.2	26.6
40	25.0	26.8	28.6
45	26.5	28.3	30.3
50	27.8	29.6	31.9
55	29.1	30.8	33.2
60	30.2	31.9	34.6
65	31.2	32.9	35.7
70	32.2	33.9	36.7
75	33.1	34.7	37.7
80	34.0	35.6	38.6
85	34.8	36.3	39.5
90	35.6	37.1	40.4
95	36.3	37.8	41.1

续表

皮褶厚度总和（毫米）	16～29岁	30～49岁	50岁以上
100	37.7	38.5	41.9
110	39.0	39.7	42.6
120	40.2	40.8	43.9
130	41.3	41.9	45.1
140	42.3	42.9	46.2
150	43.2	43.8	47.3
160	44.6	44.7	48.2
170	45.0	45.5	49.1
180	45.5	46.2	50.8
190	45.9	46.9	51.6
200	46.6	47.6	52.3

3. 生物电阻抗法（BIA）

BIA法的测量原理是电流通过身体的脂肪和非脂肪组织存在差别，以此来推算身体成分，一般非脂肪组织比脂肪组织有更高的电荷容量，因此更易导电。测量时，在腕部和踝部放置体表电极并使用无痛电流，这样就可以测到身体各部位对电流的抵抗效应。电阻抗测量法要使用专用测量仪器。

Pulaski和Jackson报道了进行BIA测量时的可重复性系数r>0.95。以BIA测得的身体成分相对于水下称重法测得的身体成分的相关系数r>0.70。同时测量值的标准误差的范围大约为1.9～3.8千克的瘦体重，2.7%～4.4%的体脂百分比。此外，也有一些研究对BIA法提出了质疑，但BIA法因应用简便，可操作性强，在大众体质和健康评价中应用广泛。

4. 双能量X射线吸收法（DEXA）

DEXA法的测量原理是应用两种能透过机体的不同能量的光子，在照射不同密度的组织后，通过记录两种不同光子能量衰减的程度即可计算出各种组织的含量。DEXA法经常被用于人体科学的实验研究中，是一种直接评估身体成分的方法。目前公认DEXA法是测定体脂百分比的金标准，但由于测定费用昂贵，在应用上有一定的局限性。

（三）身体成分评价方法

1. 身体质量指数（body mass index，BMI）

身体质量指数通常被称为BMI体重指数，计算方法为：实际体重（千克）/身高（米）^{2}，国际上常用的是世界卫生组织（WHO）建立的标准。

成人正常值为：19～25，<18.5为体重偏轻，>26为超重，>28为肥胖。

理想的标准体重被认为是BMI=22时的体重，其计算方法为：身高（米）^{2}×22。

儿童BMI体重指数正常参考值为：15～18，>19～21为轻度肥胖，22～24为重度肥胖。

中国人群属于东方黄种人，相对于体格健壮的白人，身体密度、体型均有所不同，应建立中国人自己的标准。目前初步建立的中国人评价参考值见表4-5。

表4-5　中国成人超重和肥胖标准

项目	BMI
体重过低	<18.5
体重正常	18.5～23.9
超重	24.0～27.9
肥胖	≥28.0

2. 体脂百分比

成年人理想的体脂百分比为：男性6%～15%，女性10%～20%，如果男性>25%、女性>30%就可以判定为肥胖。

四、体型评价

（一）体型概述

体型是对人体某个阶段形态结构及组成成分的定量描述。人体的体型受年龄、性别、营养状况、发育状况和体质水平的影响，表现出阶段性的变化。体型不仅影响形体美观，与人的体质健康也有比较密切的关系。

有关体型测量与评价的研究一直受到关注，早期的一些著名学者根据体格外形的观察，结合少量的测量特征，将人体体型分为二至四类，如希腊医生希波格拉底的二分法(Hi pp - advocates)，意大利人类学家维尔那的三分法(Viola，1909)，德国精神病医生克雷斯米尔的四分法(Weltschmerz，1925)等，这些体型分类方法大都定性地描述了各类体型特征，如把人类体型划分为力量型、肥胖型、纤弱型等。虽然这些方法存在着一定的缺陷，但它们为体型测评方法的研究做出了令人瞩目的贡献。

美国学者希尔顿首次建立了一个连续的体型分类系统，他借用胚胎学术语，用内胚层成分、中胚层成分、外胚层成分表示构成体型的三个基本部分，通过对人体体型中三种成分的测量，就可以得到由三个数字代表的个体体型。希尔顿这种定量评定体型中三种基本成分的方法和他所引进的术语，被广泛采纳并一直沿用至今。后来 Heath & Carter 又在希尔顿研究的基础上进行改进和完善，创建了 Heath - Carter 体型综合评价法，在 20 世纪 70 年代应用于欧美许多国家，20 世纪 90 年代开始应用于我国。Heath - Carter 体型综合评价法的特点是划分较细、定量准确，缺点是测量、计算过程比较烦琐，因而在一定程度上影响了应用性。

（二）体型评价方法

1. 希尔顿分类法（Sheldon）

希尔顿根据身体某部分器官发达的程度和身体外表的特征，借用胚胎学的名词对体型进行了分类。其中，定性评价的方法因其简便而被经常采用。

（1）内胚层型（肥胖型）：是由消化系统等内脏器官占优势发育的体型。其外形特点是：身体圆胖，头大，鼻骨不突出，颈短而粗；胸部厚且胸肌不发达；腹部隆起，腰粗臀厚；四肢较短等。如图 4-5 所示。

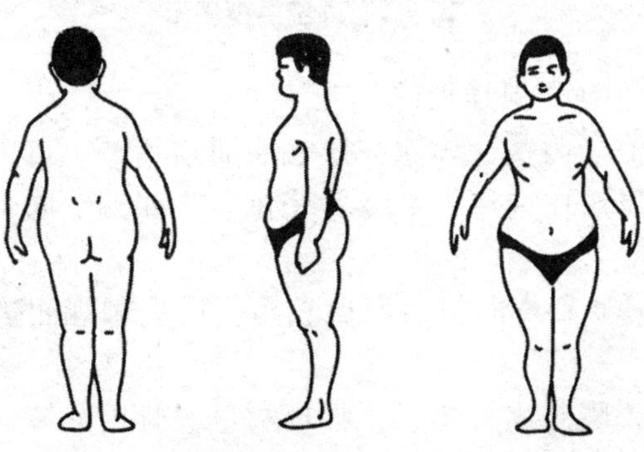

图 4-5　内胚层型图示

（2）中胚层型（强壮型）：是由骨骼与肌肉占优势发育的体型。其外形特点是：身材魁梧高大，面部粗犷，鼻骨较突出；肩宽，胸部厚实，身体有线条，肌肉结实粗壮；皮肤较粗糙但富有弹性，容易晒黑等。如图 4-6 所示。

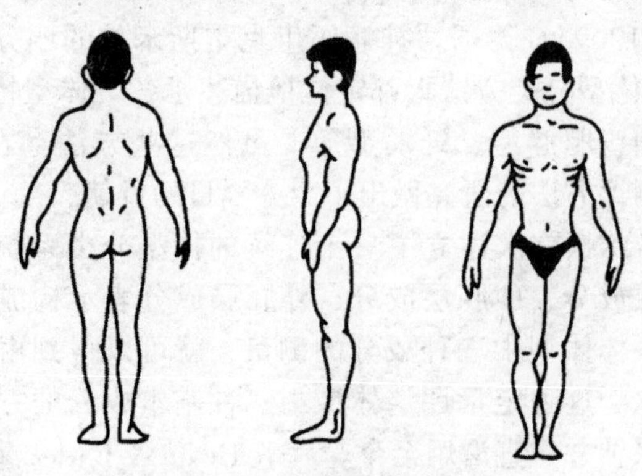

图 4-6　中胚层型图示

（3）外胚层型（瘦削型）：是神经和皮肤占优势发育的体型，其外形特点是：体型瘦削，肌肉不发达，关节尖，四肢细长；颈细胸窄，腹平，小腿较长；皮肤薄，容易起皱褶，不易晒黑但弹性较差，头发纤细等。如图 4-7所示。

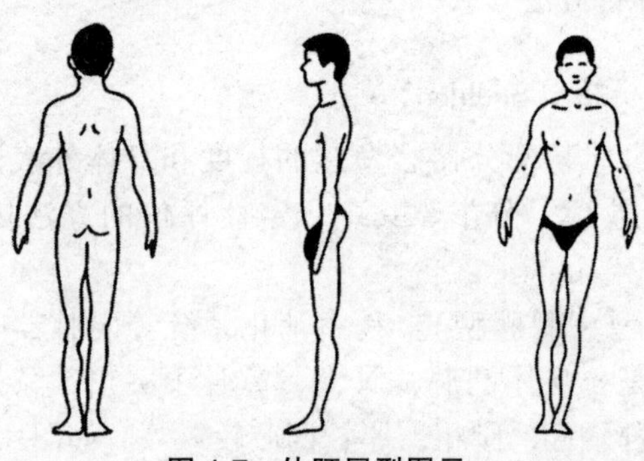

图 4-7　外胚层型图示

2. Heath－Carter 体型评价法

这一方法需测量身高、体重、肱三头肌皮褶厚、肩胛下皮褶厚、骼部皮褶厚、小腿腓肠肌皮褶厚、上臂紧张围、小腿围、肱骨远端宽、股骨远端宽共 10 项指标。

肱骨远端宽：上臂弯曲与前臂成直角，用直脚规测量肱骨内外髁间最大距离。

股骨远端宽：膝部成直角，直脚规测量股骨内外髁间最大距离。具体评方法如下。

（1）体型三成分值的计算公式。

①第一成分（Endomorph）。主要反映个体的相对肥胖度，由肱三头肌肩胛下、骼部三处皮褶厚度（毫米）之和 T（毫米）与身高 H（厘米）校正计算而得。

$$第一成分=-0.7128+0.1451(X)-0.00068(X_2)+0.0000014(X_3)$$

$$X=\mathrm{T}\times 170.18/\mathrm{H}$$

②第二成分（Isomorphic）。主要反映个体的肌肉骨骼发达程度，涉及以下几个变量：A=上臂最大紧张围（毫米）-肱三头肌位皮褶厚度（毫米）/10；B=小腿围（毫米）-小腿腓肠肌位皮褶厚度（毫米）/10；C=肱骨内外髁径（厘米）；D=股骨内外髁径（厘米）；H=身高（厘米）。

$$第二成分=0.188A+0.161B+0.858C+0.601D-0.131H+4.50$$

③第三成分（Ectomorph）。通过身高 H（厘米）、体重（千克）比反映个体体格的苗条程度。

$$第三成分=HWR\times 0.732-28.58$$

$$HWR=身高/体重\ \frac{1}{3}$$

如果 $HWR<38.25$，第三成分=0.1

如果 $38.25<HWR<40.75$，第三成分=$HWR\times 0.463-17.63$

根据目前所得的经验资料，各成分的取值域如下。

第一成分：0.5～16；第二成分：0.5～12；第三成分：0.5～9。

（2）体型图：体型由三个有序数字排列在一起来表示，因此，每个个体的体型也可用三维空间里的一个点来表示，两个体型的差异大小可用两点间的距离 SAD（Prototype Attitudinal Distance）来表示，用 SAM（Prototype Attitudinal Mean）表示样本的所有体型点到平均体型点的平均距离，它可以反映样本体型成分分布的分散程度。将三维空间的体型点投影到二维平面上，就得到平面体型图（Stomachache），它可以更加形象直观地反映体型特点和成分分布规律。

①体型在体型图上的位置由平面直角坐标（X、Y）决定。

X=第一成分～第三成分

Y=2×第二成分～（第一成分+第三成分）

且 $X:Y=1:3\ \frac{1}{2}$

②平分平面的三个轴分别代表体型的三个基本成分，根据体型点与三个轴的相对位置关系可知体型的特点。

体型图上半部分区域为“中胚层型”，左半部分区域为“内胚层型”，右半部分区域为“外胚层型”，中间部分为中间型。

（3）体型分类：根据体型三成分值的相对大小关系，可将体型分为13种类型：偏外胚型的内胚型、均衡的内胚型、偏中胚型的内胚型、内胚-中胚均衡型、偏内胚型的中胚型、均衡的中胚型、偏外胚型的中胚型、中胚-外胚均衡型、偏中胚型的外胚型、均衡的外胚型、偏内胚的外胚型、外胚-内胚均衡型、三胚中间型。

3. 腰臀比（WHR）

腰臀比是指腰围与臀围的比值，身体脂肪过多以及沉积分布的部位与健康有密切关系。男女肥胖者脂肪分布的部位有所不同，女性多余的脂肪通常储存在臀部和大腿，呈梨状体型；而男性多余的脂肪主要储存在腰、腹周围，呈苹果状体型。已有研究证实，腹部脂肪堆积比臀部或大腿部脂肪堆积有发生心血管等慢性病更大的风险，因此，苹果状体型者更不利于健康。

美国运动医学学会（ACSM）推荐的标准是：成年男性 WHR≥0.94，成年女性 WHR≥0.82 时，患病的危险性大大增加；60～69 岁的老年人，判断患病危险性的标准是男性 WHR≥1.03，女性 WHR≥0.90。

美国学者 Powers 认为可以采用下列腰臀比等级评定的方法[1]判断患病危险性，见表 4-6。

表 4-6 腰臀比等级评定

等级	男	女
高危水平	>1.0	>0.85
较高危险水平	0.9～1.0	0.80～0.85
较低危险水平	<0.9	<0.8

目前，有研究认为，仅测量腰围就可以作为衡量腰部脂肪堆积的有效指标，中国成年人的腰围应控制在：男性<85 厘米，女性<80 厘米。

五、身体姿势的测量与评价

身体姿势是人体各部位在空间的相对位置，简称体姿。体姿在一定程度上反映骨骼、肌肉、内脏器官与神经系统等各组织的力学关系，良好的体姿使身体处于稳定状态，保证身体各器官的正常功能，减轻肌肉、韧带的紧张状态，因而是体质评价的重要内容。

[1] Power S. K. Total Fitness [M]. 1999.

常用的体姿检查主要包括：脊柱形状、胸廓形状、腿和足的形状检查。

（一）脊柱形状的测量与评价

1. 脊柱形状测量的意义

脊柱由颈椎、胸椎、腰椎、骶椎、尾椎组成，位于背部中央，是躯干的支架。人体直立时，颈椎和腰椎适度前凸，胸椎和骶椎适度后凸，构成脊柱的正常生理曲线，这时身体前后左右的伸肌和屈肌呈平衡状态，也是人体维持站立最省力的状态。脊柱的正常生理曲线在维持正常身体姿势、保护脊髓和内脏器官、保持运动时的平衡、缓冲震动等方面起着极其重要的作用。身体经常处于不正确姿势会引起的脊柱变形，如发生脊柱侧弯、驼背等一系列的反应，不仅影响美观，还会导致腰、背、颈部肌肉劳损、疼痛和胸廓、骨盆甚至下肢变形等。近年，脊柱侧弯和生理弯曲改变在青少年以及成年人、老年人群中都有一定的发生率，成为影响人们健康和生活质量的重要问题。

2. 脊柱形态评价方法

临床医学应用的检查方法主要采用 X 射线片检查，或借助专业的脊柱测量仪测量脊柱的形态。现主要介绍简易的测量方法，以便于大样本测量。

（1）脊柱前后位弯曲度的测量。

①简易测量观察法。正常脊柱有四个生理弯曲，颈、腰弯适度向前，胸骶弯适度向后，其他背形有以下几种。

驼背：也称圆背或脊柱后凸，表现为胸段过于后凸。

直背：也称胸椎前凸或平背，表现为胸段过度前凸。

鞍背：也称腰椎前凸，表现为腰段过度前凸呈鞍状。

脊柱的各种背形如图 4-8 所示。

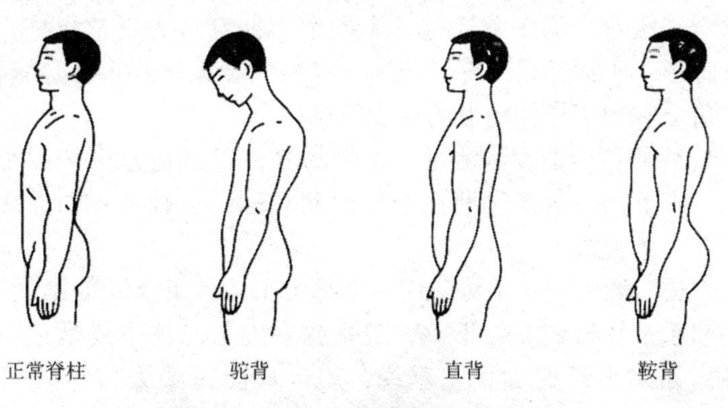

图 4-8　脊柱各种背形侧面观察图

具体测量方法：受试者背靠“脊柱弯曲测量计”站立，测量人员站在其右侧，移动测量计上的小棍使之与受试者棘突尖相接触，在刻度尺上可以判定脊柱各段前后弯曲程度，如图4-9所示。

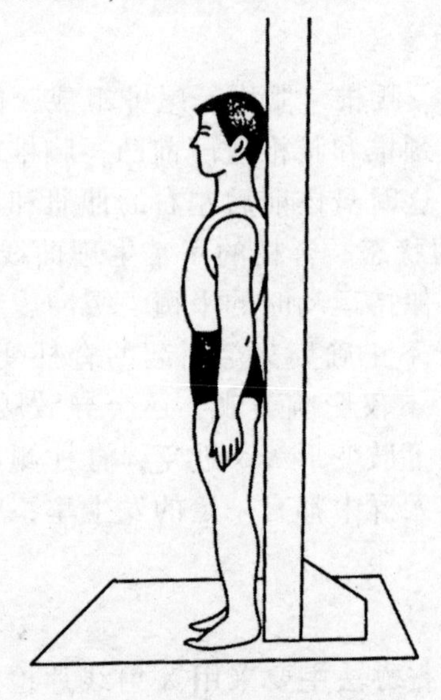

图4-9 脊柱侧观察图

正常脊柱可观察到受试者头正直，耳屏、肩峰、股骨大转子、外踝尖连线与身体中心基本呈一直线，如头向前倾斜、耳屏离开肩峰垂线向前，腰弯小于2厘米为驼背。

如胸后弯和腰前弯消失，耳屏离开肩峰垂线向后为直背。

如头向后倾斜，耳屏离开肩峰垂线向后，腰段过度前凸大于5厘米以上，呈鞍状为鞍背。

②简易手测法。受试者背靠平整的墙站立，测量人员用手掌依次穿过受试者颈弯与腰弯，能正常通过且半握拳不能穿过为正常脊柱，手掌穿不过去为直背形，半握拳以上穿过颈弯为驼背，半握拳以上穿过腰弯为鞍背。此法因其简便常用于脊柱畸形的初步筛查。

（2）脊柱侧位弯曲度的测量。正常的脊柱形状应是两侧颈至肩的外形轮廓、两肩胛下角、两侧腰凹在脊柱两侧对称。各棘突尖的连线与身体中心线大体在一条直线上。

检查方法一般采用悬垂法。用一细绳置于枕骨粗隆（或第七颈椎棘突）处，另一端系重物沿棘突尖下垂，观察棘突尖与身体中线是否在冠状轴呈现一致性。如出现棘突尖偏差垂线，用卡尺测量最大偏离处到垂线间的距离。

如棘突尖连线偏离身体中心线 1～2 厘米为 I 度侧弯，也称习惯性脊柱弯曲；2～3 厘米为Ⅱ度侧弯，也称固定性脊柱弯曲；棘突偏离 3 厘米以上，伴有胸廓畸形的脊柱弯曲为严重的脊柱侧弯。

常见的脊柱侧弯有 S 型和 C 型，如图 4-10 所示。

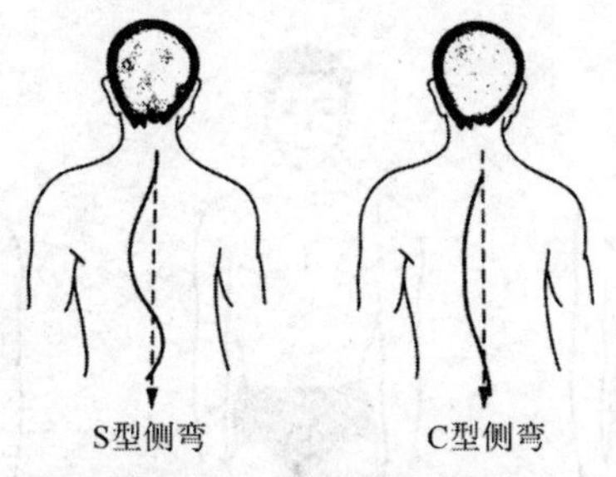

图 4-10　脊柱侧弯图示

（二）胸廓形状的测量与评价

胸廓的形状取决于胸横径（胸宽）与胸前后径（胸厚）之比，成年人胸宽与胸厚比值为 4∶3。正常的胸廓形态是人体保持良好身体姿势的重要条件之一。胸廓的发育影响人总体生长发育水平，其中尤其影响人心肺功能。一般来说，胸部相对宽厚者体格较好，躯干力量强。

扁平胸：横径明显较大，与前后径比值超过 4∶3，胸廓呈扁平状，一般胸部平坦，扁平胸者一般躯干力量较差。

桶状胸（圆柱胸）：胸横径与前后径之比接近 1，胸部上、下宽度相近。

发育不正常的胸廓形状有以下三种。

鸡胸：从外观可以看到，鸡胸者胸部明显前凸，胸前后径大于胸横径。

漏斗胸：特点是胸部中央呈凹陷状态。

不对称胸：两侧胸廓不对称，一般与脊柱侧弯有关。

上述三种畸形胸廓会不同程度地影响人的身体姿势及运动能力。

（三）腿形的测量与评价

1. 腿形测量的意义

正常腿形呈现修长、左右对称的良好形态，不仅美观，而且有利于腿部力量的发展，从而有利于获得较强的运动能力，使人有良好的体质和生活质量。婴幼儿时期营养不良、佝偻病、过度肥胖、不良生活习惯等都可能造成腿的弯曲。

2. 腿形评价方法

腿形检查可以使用游标卡尺或皮尺。方法是受试者自然站立，测量人员正面观察和测量受试者两膝和两足间的距离，如图 4-11 所示。

正常的腿形：两膝和两足能并拢或稍有间隙。

O 形腿：两足能并拢，两膝间隙距离超过 1.5 厘米以上。

X 形腿：两膝能并拢，两足间隙距离超过 1.5 厘米以上。

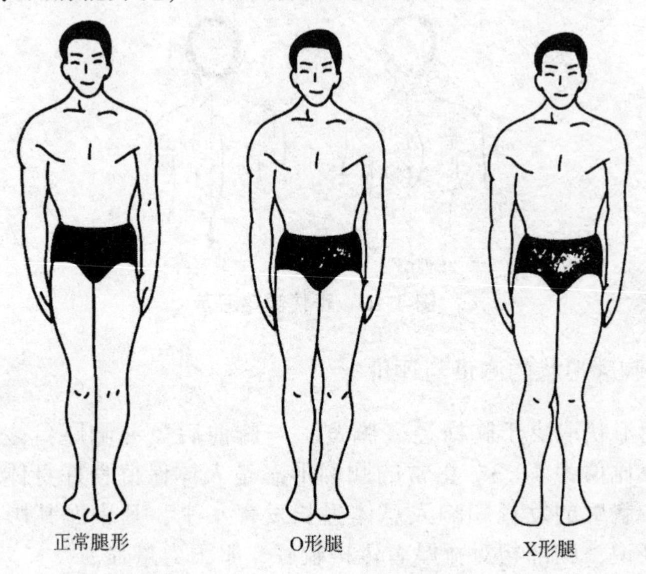

图 4-11 人体腿形图

此外，还有遗传和疾病造成的更为严重的腿畸形，如 K 形腿、O 形腿、不对称腿形等。

（四）足形的测量与评价

1. 足形测量的意义

足形检查主要指足弓测量，正常的足弓对于维持良好的身体姿态非常重要。以足弓下陷或消失而引起的足形改变称为扁平足，它是由于先天足底肌肉韧带发育不完善、足部肌肉韧带松弛，或是由于后天不正确的站姿、走姿引发。此外，肥胖者和过量跑跳者扁平足多发。扁平足不利于缓冲跑跳运动时来自地面的冲击力，长时间走路后会发生足弓疼痛，在一定程度上影响人的运动能力。

2. 足形的测量方法

扁平足的检查一般采用足印迹划线法。具体方法是：在一瓷盘内放入浸透 10% 三氯化铁溶液的脱脂棉，令受试者赤脚踏在瓷盘内，之后站在预先经 10% 鞣酸酒精浸透后晾干的白纸上留下足印（一次印成，不得移动）。

在条件不具备的情况下，还可以采用墨迹、水印等方法留取足印，只要足够清晰都可以在足印上画三条线：第一线是从足跟内缘沿蹬指内缘连成；第二线从足跟中心至第三趾中心点连成，此线是划分正常足与扁平足的标准线；第三线是第一线和第二线之间的夹角平分线，如图 4-12 所示。

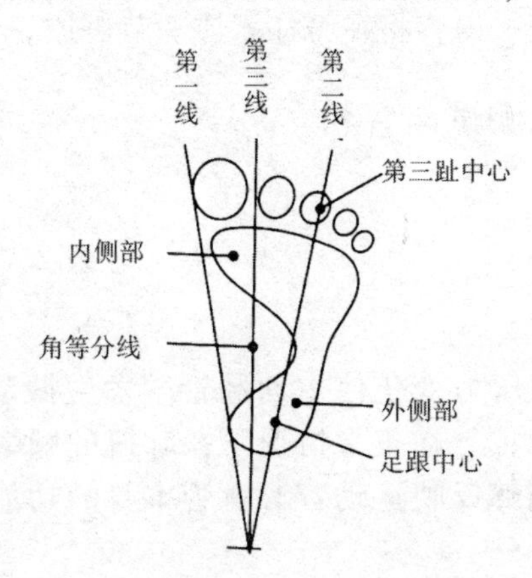

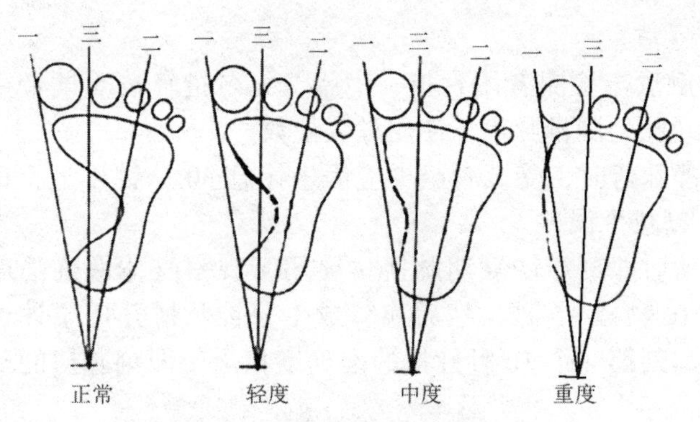

图 4-12 足印迹划线法测量足弓

正常足弓：足内弓在第二线外侧者。

轻度扁平：足内弓越过第二线，但未越过第三线者。

中度扁平：足内弓越过第三线，但未越过第一线者。

重度扁平：足内弓越过第一线者。

第二节 身体机能的测量与评价

身体机能与体质健康关系密切，身体机能的测量与评价是通过运用人体科学理论、实验技术和相应的医学检查方法来评定运动者身体机能的水平和现实状态，对运动者承受运动负荷的能力进行诊断。身体锻炼以促进健康和提高体质为目的，由于锻炼者身体机能存在着很大的个体差异，掌握好适合个体的运动负荷非常重要。因此，进行身体机能评定可以有针对性地安排运动负荷，保证锻炼的安全性和有效性。

本节主要介绍心血管机能、心肺功能的测评方法，有关肌肉功能和机体灵敏、柔韧机能的相关内容将在身体素质一节讲述。

一、心血管机能测试与评价

（一）脉搏

1. 测试原理

心脏搏动所引起的压力变化使主动脉管壁发生振动，沿着动脉管壁向外周传递，即为动脉脉搏。在正常情况下，脉搏的频率和心率不仅是诊断疾病的常用手段，也能够反映运动者心血管本身的功能水平及对运动负荷的适应情况等。

2. 测试方法

（1）指触法。检测者用食指、中指、无名指轻按受试者一侧手腕部桡动脉或在颈动脉处测量脉率，使用秒表记数。

测量安静脉搏时，受试者至少应静坐休息 30 分钟以上，记数时间应在 30 秒以上，以减少误差。

测量运动后即刻和恢复期脉搏主要用于观察身体锻炼强度的大小，记数时间应为 10 秒或 15 秒，然后换算成 1 分钟脉搏并用于评价。有资料表明：运动后即刻第一个 10 秒脉搏的准确度相当于即刻脉搏的 99. 3%，误差最小。

（2）遥测心率。可以使用 Polar 表遥测心率。测试时按照说明书调好各功能键，按要求穿戴好发射传送带，先将传送带与松紧带连接，按受试者体形将松紧带调整到紧密而舒适，但不要太紧，以免阻碍呼吸，用导电膏或清水涂抹在发射电极处，将传送带穿戴在胸前，紧贴胸骨柄。以表的屏幕显示出心跳。

3. 评价和应用

（1）晨脉。清晨起床前卧位脉搏为晨脉。正常情况下晨脉应相对稳定，当运动负荷过高，或由于身体疲劳，机能水平下降，晨脉会有所加快，若比平日上升 12 次/分以上，说明对运动负荷不适应，恢复欠佳，当这种现象持续 2～3 日应注意调整运动量。晨脉突然加快或减慢常常提示早期过度疲劳或有疾病存在，应注意查找原因。

（2）运动后即刻脉搏。运动后即刻脉搏可提示运动强度的大小，可以比较不同时期在同等负荷下即刻脉搏数，如果呈现下降趋势，表明运动者机能水平有所提高。

（3）恢复期脉搏。恢复期脉搏可了解运动员身体机能特别是心血管系统对负荷强度的适应程度，可在运动后 1 分钟、3 分钟、5 分钟、10 分钟、30 分钟时分别测量。在进行同一强度同一组合的训练手段后，若运动者恢复期脉搏前后对比有所下降，说明其机能水平有一定提高；反之则提示机能水平下降，恢复情况不佳。

（二）血压

1. 测试原理

血压是大动脉管中的血液对管壁产生的侧压力。在一个心动周期中动脉血压随着心室的收缩和舒张而发生规律性变化。心室收缩时动脉血压升高，所达到的最高值称为收缩压；心室舒张时动脉血压下降，舒张末期所达到的最低值称为舒张压，收缩压与舒张压之差为脉压。血压形成的前提条件是心血管系统内有血液充盈，因此，一定高度的动脉血压，是推动血液循环和保持各器官组织足够血流量的必要条件之一。收缩压主要反映每搏输出量的多少，舒张压主要反映外周阻力的大小。

2. 测试方法

（1）受试者取坐位，裸露出右上臂，肘部置于与心脏同一水平。

（2）使用大小合适的袖带，袖带内气囊至少应包裹上臂的 80%，将袖带紧贴缚在受试者上臂，袖带下缘应位于肘弯上方 2.5 厘米处。将听诊器的探头置于肘窝肱动脉处。

（3）把气囊的气门旋紧，快速挤压气囊充气，气囊内压力应达到肱动脉搏动消失后再升高 30 毫米汞柱（4.0 千帕），然后旋开气门徐徐放气。获取到舒张压读数后快速放气至零。

（4）在放气时注意听有节奏的“咚咚”声响的第一声出现时，水银面所指示的压力即为最高血压（收缩压）。继续放气，随压力逐渐下降，听到突然变音（或声音消失）时，水银面所指示的压力即为最低血压（舒张压）。

血压单位用毫米汞柱表示。毫米汞柱与千帕斯卡的换算关系为：1 毫米汞柱 = 0.133 千帕。

3. 评价和应用

通过测量血压可以了解心血管机能，因而血压成为评价心血管生理功能的重要指标。安静时动脉血压的正常值为：收缩压为 13.3 ～ 16.0 千帕

（100～120 毫米汞柱），舒张压为 8.0～10.6 千帕（60～80 毫米汞柱），脉压为 4.0～5.3 千帕（30～40 毫米汞柱）。舒张压持续超过 12.6 千帕（95 毫米汞柱），收缩压超过 18.6 千帕（140 毫米汞柱），即可认为是高血压。如舒张压低于 6.7 千帕（50 毫米汞柱），收缩压低于 12.0 千帕（90 毫米汞柱），则认为是低血压。正常人的血压随性别、年龄及其他生理情况而变化，男性一般比女性略高。年龄增高，动脉血压也逐渐升高，但收缩压的升高比舒张压的升高更加显著。中国人动脉血压的平均值见表 4-7。

表 4-7　中国人动脉血压平均值　（单位：毫米汞柱）

年龄组	男性		女性	
	收缩压	舒张压	收缩压	舒张压
11～15	114	72	109	70
16～20	115	73	110	70
21～25	115	73	111	71
26～30	115	75	112	73
31～35	117	76	114	74
36～40	120	80	116	77
41～45	124	81	122	78
46～50	128	82	128	79
51～55	134	84	134	80
56～60	137	84	139	82
61～65	148	86	145	83

（三）哈佛（Harvard）台阶试验

使用仪器：台阶（成年男子使用的台阶高度为 50 厘米，女子为 42 厘米）、表、节拍器。

测量方法：令受试者按节拍器完成每分钟上下台阶 30 次的运动，持续 5 分钟。测量受试者恢复期第 2 分钟、3 分钟、5 分钟前 30 秒的脉搏次数（计为 f_1、f_2、f_3），用下列公式计算台阶指数。

$$哈佛台阶指数=\frac{负荷持续时间(秒)}{(f_1+f_2+f_3)\times 2}\times 100$$

有人采用简化的测试方法和计算公式计算台阶指数如下式：

$$哈佛台阶指数（简易）=\frac{负荷持续时间(秒)}{5.5\times f_1}\times 100$$

测试的注意事项：受试者每次上下台阶时腿及躯干要伸直；如因疲劳不能完成5分钟的运动时，可中途停止，测试人员记录实际运动的时间。哈佛台阶指数评价标准见表4-8。

表4-8 哈佛台阶指数评价标准

哈佛台阶指数	评价等级
<55	差
55～	下
65～	中
80～	良
≥90	优

如果受试者未能完成5分钟的运动，可按卡特尔（Carter）的公式加以修正。

$$哈佛台阶指数（修正）=\frac{运动持续时间\times 100}{5.5\times f_1}+0.22（300-运动持续时间）$$

（四）布兰奇心功指数（*BD*）

采用这一指标的优点是评定时不仅考虑受试者的心率，同时考虑了血压因素，因而能较全面地反映心脏和血管的功能。

测量方法：受试者取坐位，测量安静时1分钟心搏次数及血压。用下列公式计算心功指数。

$$布兰奇心功指数=\frac{心率(次/分)\times[收缩压(毫米汞柱)+舒张压(毫米汞柱)]}{100}$$

评定方法：布兰奇心功指数在110～160范围内为心血管功能正常，如果>200，应对心血管功能进一步检查。

（五）改良台阶试验

为更适合中国人体型特点，我国研究者借鉴国外研究者的成果，修改了台阶试验的方法，形成“改良台阶试验”，用于评定中国人心血管功能，具体操作流程和评价方法如下。

台阶高度为男 30 厘米，女 25 厘米。

实验步骤：

①以 120 次/分的节拍上下台阶 30 次，持续 3 分钟。测试时，要求左右腿轮换做，每次上下台阶时上体和双腿必须伸直，不能弯腰和屈膝。

②完成运动后，测量运动后 1～1.5 分钟、2～2.5 分钟、3～3.5 分钟三个恢复期的心率。

评定公式：

$$评定指数=\frac{登台阶运动持续时间（s）\times 100}{2\times（恢复期3次心率之和）}$$

评价标准见表 4-9、表 4-10[1]。

表 4-9　成年人台阶指数评价标准（男子）

年龄（岁）	等级				
	差	下	中	良	优
20～24	42.1～46.1	46.2～52.0	52.1～58.0	58.1～67.6	>67.6
25～29	42.1～46.1	46.2～51.9	52.0～58.3	58.4～68.1	>68.1
30～34	41.4～46.1	46.2～52.2	52.3～58.3	58.4～68.1	>68.1
35～39	41.3～46.1	46.2～52.2	52.3～58.7	58.8～68.1	>68.1
40～44	37.8～46.5	46.6～53.5	53.6～59.9	60.0～70.2	>70.2
45～49	35.5～46.3	46.4～53.5	53.6～60.3	60.4～70.2	>70.2
50～54	31.5～45.8	45.9～53.5	53.6～59.9	60.0～69.7	>69.7
55～59	29.9～44.7	44.8～53.2	53.3～59.9	60.0～69.7	>69.7

表 4-10　成年人台阶指数评价标准（女子）

年龄（岁）	等级				
	差	下	中	良	优
20～24	40.9～46.1	46.2～52.2	52.3～58.0	58.1～67.1	>67.1

[1]国家体育总局编．国民体质测定标准手册［M］．北京：人民体育出版社，2003.

续表

年龄（岁）	等级				
	差	下	中	良	优
25～29	40.7～46.8	46.9～53.2	53.3～59.1	59.2～68.6	>68.6
30～34	39.5～47.0	47.1～53.7	53.8～59.9	60.0～69.1	>69.1
35～39	37.0～46.8	46.9～53.8	53.9～60.3	60.4～69.7	>69.7
40～44	31.5～46.8	46.9～54.8	54.9～61.5	61.6～71.3	>71.3
45～49	30.0～45.6	45.7～54.4	54.5～61.5	61.6～71.3	>71.3
50～54	27.9～43.8	43.9～54.1	54.2～61.5	61.6～71.3	>71.3
55～59	27.3～39.8	39.9～52.8	52.9～60.3	60.4～70.2	>70.2

二、心肺功能的测量与评价

（一）最大摄氧量

最大摄氧量是指人体在进行有大量肌肉群参加的长时间剧烈运动中，当心肺功能和肌肉利用氧的能力达到本人极限水平时，单位时间内（通常以每分钟为计算单位）所能摄取的氧量称为最大摄氧量。最大摄氧量反映了机体吸入氧、运输氧和利用氧的能力，是评定人体有氧工作能力的重要指标之一。有研究者报道了不同年龄用最大摄氧量评定有氧能力的参考值，见表4-11。

表4-11　最大摄氧量评定人体有氧能力参考值

（单位：升/千克·分）

有氧能力	年龄组（岁）				
	20～29	30～39	40～49	50～59	60～69
男子					
低	≤38	≤34	≤30	≤25	≤21
比较低	39～43	35～39	31～35	26～31	22～26
一般	44～51	40～47	36～43	32～39	27～35

续表

有氧能力	年龄组（岁）				
	20～29	30～39	40～49	50～59	60～69
高	52～56	48～51	44～47	40～43	36～39
很高	≥57	≥52	≥48	≥44	≥40
女子					
低	≤28	≤27	≤25	≤21	
比较低	29～34	28～33	26～31	22～28	
一般	35～43	34～41	32～40	29～36	
高	44～47	42～46	41～44	37～41	
很高	≥48	≥47	≥45	≥42	

最大摄氧量的测定有直接测定法和间接测定法。直接测定法通常在实验室条件下，让受试者在一定的运动器械上进行逐级递增负荷运动试验来测定其摄氧量，测试数据可靠，重复性好，能准确客观地评定人的有氧能力。但是直接测定法因为需要动用昂贵的仪器而难以在大众中推广，同时直接测定法采取极限负荷强度，对于老年人、少年或体弱者并不适宜，因此间接推算最大摄氧量成为国内外大众健康评价中较为普遍使用的方法。

目前，国内外大众健康评价中最大摄氧量的测定是根据受试者进行亚极量运动时的心率、做功量等数值间接推算出来的，主要有以下几种方法。

1. 台阶试验推算最大摄氧量

国内外使用较普遍的间接推算法是瑞典学者 Astrand - Brahmin 提出的列线图法，如图 4-13 所示，即根据亚极量负荷时测得的摄氧量与心率的线性相关关系绘制的推测最大摄氧量的列线图。

受试者以 22.5 次/分的频率登台阶 5 分钟，男子所用台阶高度为 40 厘米，女子为 33 厘米。记录受试者运动后即刻测量 10 秒内的心率并计算出 1 分钟心率，用受试者体重和运动后心率在 Astrand - Brahmin 列线图相应轴线位置标出体重值和心率值两点。两点间连线通过最大摄氧量轴所在点的数值，即为受试者最大摄氧量估计值。

2. 功率车定量负荷推算最大摄氧量

该测试是受试者使用 MONARK 功率自行车进行亚极量负荷运动，具体

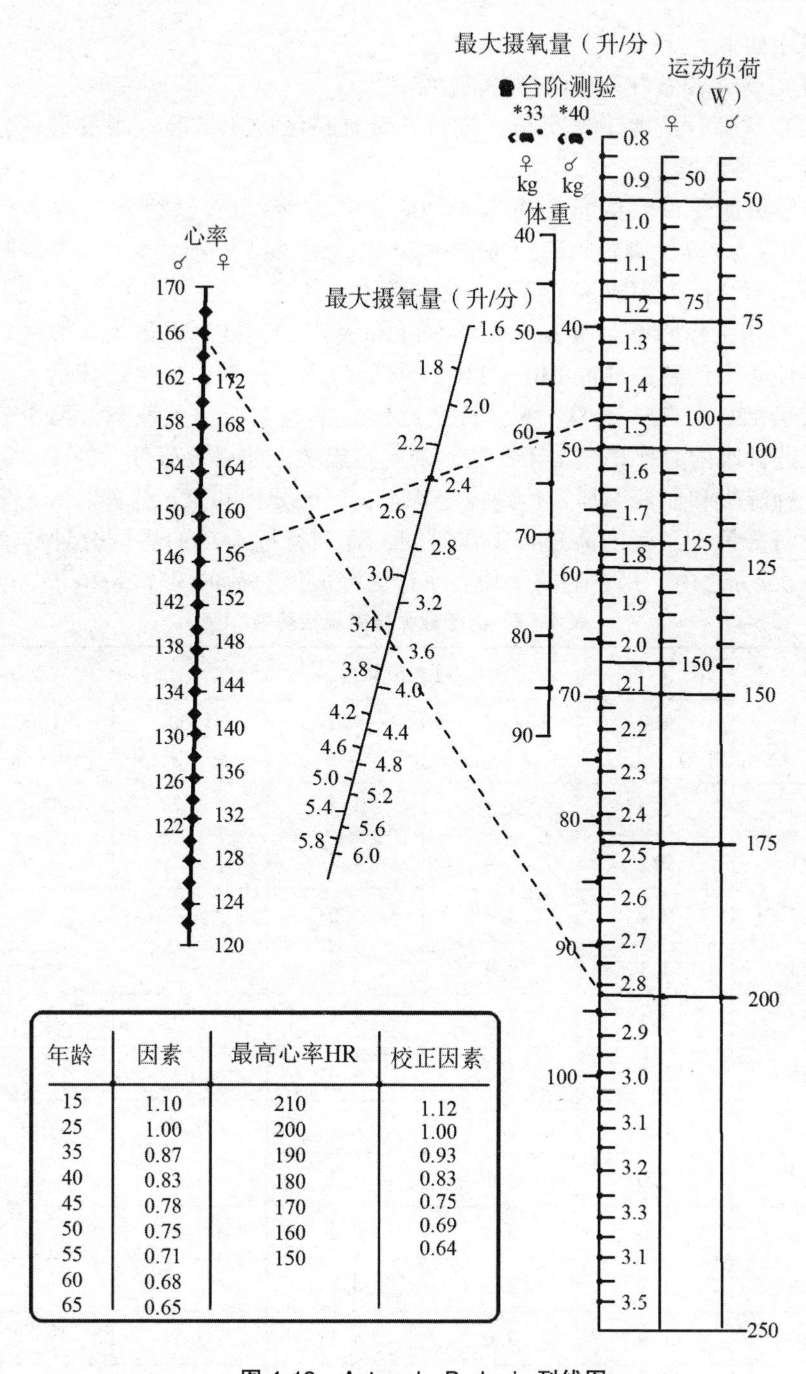

年龄	因素	最高心率HR	校正因素
15	1.10	210	1.12
25	1.00	200	1.00
35	0.87	190	0.93
40	0.83	180	0.83
45	0.78	170	0.75
50	0.75	160	0.69
55	0.71	150	0.64
60	0.68		
65	0.65		

图 4-13　Astrand－Brahmin 列线图

测试程序如下。

（1）受试者做好充分的准备活动。

（2）选择合适的工作负荷，进行6分钟持续蹬车试验。测量每一分钟内最后15秒的脉搏。

一般男性受试者的负荷可选择900千克·米/分，适合女性的负荷为600千克·米/分，脚置频率为每分钟50次。记录第5分钟和第6分钟时的心率平均值，作为完成该负荷的工作心率。

（3）用工作心率对照表，见表4-12和表4-13，推测出最大摄氧量。本实验能使心率达到每分钟130～140次的负荷已经足够，如果负荷适宜，心率应大于120次/分，在4～5分钟之后，心率通常会达到稳态，第5分钟和第6分钟时的心率相差小于5次，则实验成功。如果负荷过大，在运动的前5分钟呼吸和血液循环未达到稳定状态，第5分钟和第6分钟时的心率差别大于每分钟5次，则需延长工作时间，直到持续运动的后两分钟心率之差在5次/分之内，用它们的平均心率作为完成该负荷的工作心率。

表4-12 男子最大摄氧量推算表

心率	最大摄氧量（升/分）				
	300 千克·米/分	600 千克·米/分	900 千克·米/分	1200 千克·米/分	1500 千克·米/分
120	2.2	3.5	4.8	—	—
121	2.2	3.4	4.7	—	—
122	2.2	3.4	4.6	—	—
123	2.1	3.4	4.6	—	—
124	2.1	3.3	4.5	6.0	—
125	2.0	3.2	4.4	5.9	—
126	2.0	3.2	4.4	5.8	—
127	2.0	3.1	4.3	5.7	—
128	2.0	3.1	4.2	5.6	—
129	1.9	3.0	4.2	5.6	—
130	1.9	3.0	4.1	5.5	—
131	1.9	2.9	4.0	5.4	—

续表

心率	最大摄氧量（升/分）				
	300 千克·米/分	600 千克·米/分	900 千克·米/分	1200 千克·米/分	1500 千克·米/分
132	1.8	2.9	4.0	5.3	—
133	1.8	2.8	3.9	5.3	—
134	1.8	2.8	3.9	5.2	—
135	1.7	2.8	3.8	5.1	—
136	1.7	2.7	3.8	5.0	—
137	1.7	2.7	3.7	5.0	—
138	1.6	2.7	3.7	4.9	—
139	1.6	2.6	3.6	4.8	—
140	1.6	2.6	3.6	4.8	6.0
141	—	2.6	3.5	4.7	5.9
142	—	2.5	3.5	4.6	5.8
143	—	2.5	3.4	4.5	5.7
144	—	2.5	3.4	4.5	5.7
145	—	2.4	3.4	4.4	5.6
146	—	2.4	3.3	4.4	5.6
147	—	2.4	3.3	4.3	5.5
148	—	2.4	3.2	4.3	5.4
149	—	2.3	3.2	4.2	5.4
150	—	2.3	3.2	4.2	5.3
151	—	2.3	3.1	4.1	5.2
152	—	2.3	3.1	4.1	5.2
153	—	2.2	3.0	4.0	5.1
154	—	2.2	3.0	4.0	5.1

续表

心率	最大摄氧量（升/分）				
	300 千克·米/分	600 千克·米/分	900 千克·米/分	1200 千克·米/分	1500 千克·米/分
155	—	2.2	3.0	4.0	5.0
156	—	2.2	2.9	3.9	5.0
157	—	2.1	2.9	3.9	4.9
158	—	2.1	2.9	3.9	4.9
159	—	2.1	2.8	3.8	4.8
160	—	2.1	2.8	3.8	4.8
161	—	2.0	2.8	3.7	4.7
162	—	2.0	2.8	3.7	4.6
163	—	2.0	2.7	3.7	4.6
164	—	2.0	2.7	3.6	4.5
165	—	2.0	2.7	3.6	4.5
166	—	1.9	2.7	3.6	4.5
167	—	1.9	2.6	3.5	4.4
168	—	1.9	2.6	3.5	4.4
169	—	1.9	2.6	3.5	4.3
170	—	1.8	2.6	3.4	4.3

3. 12 分钟跑推算最大摄氧量

美国运动生理学家库珀（Kenneth H Cooper）提出“12 分钟测验”，既是一种身体有氧耐力的锻炼方法，也是一种测定有氧运动能力的指标。研究证明，在单位时间内跑一定距离的能力与人的有氧能力密切相关，用 12 分钟跑可以测出耐力性活动的能力，因而库珀把单位时间确定为 12 分钟，并经过大量实验证实 12 分钟跑与摄氧量呈高度相关（$r=0.87$）。为应用的方便，研究者设计了 12 分钟跑与最大摄氧量的换算表（表 4-13）。例如一个 40 岁的男子在 12 分钟内跑了 1300 米，从表 4-13 中可以查到，其每分钟每千克体重的摄氧量为 20.4 毫升。

表 4-13　12 分钟跑与最大摄氧量的换算（相关度 $r=0.87$）

12 分钟测验/米	最大摄氧量/毫升·千克$^{-1}$·分钟$^{-1}$	12 分钟测验/米	最大摄氧量/毫升·千克$^{-1}$·分钟$^{-1}$	12 分钟测验/米	最大摄氧量/毫升·千克$^{-1}$·分钟$^{-1}$
1000	14.0	2000	35.3	3000	59.5
1100	16.1	2100	37.4	3100	58.6
1200	18.3	2200	39.5	3200	60.8
1300	20.4	2300	41.6	3300	62.9
1400	22.5	2400	43.8	3400	65.0
1500	24.6	2500	45.9	3500	67.1
1600	26.8	2600	48.0	3600	69.3
1700	28.9	2700	50.1	3700	71.4
1800	31.0	2800	52.3	3800	73.5
1900	33.1	2900	54.4	3900	75.6

12 分钟跑推算最大摄氧量的方法是测试受试者在 12 分钟内能跑完多少米。对于没有运动经历的人，测验时往往对自己的体力不能正确评价，也不会合理地控制强度和分配体力，如果跑得过快，强度很大，对于没有经过训练的人是有危险的。那么，为保证测试的准确性和安全性，在测试之前，应让受试者有足够的时间（库珀认为中年人至少要用六周的时间）参加先走步、后跑步的准备性练习，之后才能进行 12 分钟跑测验。准备性练习可以这样安排：

（1）完成 12 分钟快走，持续两周。

（2）完成 12 分钟走、跑交替，持续两周。

（3）完成 12 分钟慢跑，持续两周。

（4）正式测验。

（二）肺活量

最大深吸气后，再做最大呼气时所呼出的气量称为肺活量。肺活量的大小与性别、年龄、体表面积、胸廓大小、呼吸肌发达程度以及肺和胸壁的弹性等因素有关，而且有较大的个体差异。肺活量可以评价人的呼吸系统机能，见表4-14、表4-15[1]。

表4-14　20～69岁肺活量评价标准（男子）　（单位：毫升）

年龄（岁）	等级				
	差	下	中	良	优
20～24	2369～2847	2848～3464	3465～3984	3985～4634	>4634
25～29	2326～2849	2850～3459	3460～3969	3970～4624	>4624
30～34	2240～2749	2750～3344	3345～3874	3875～4544	>4544
35～39	2135～2619	2620～3209	3210～3739	3740～4349	>4349
40～44	2007～2449	2450～3084	3085～3599	3600～4223	>4223
45～49	1900～2307	2308～2964	2965～3464	3465～4099	>4099
50～54	1770～2164	2165～2779	2780～3254	3255～3914	>3914
55～59	1669～2059	2060～2644	2645～3124	3125～3769	>3769
60～69	1255～1660	1661～2229	2230～2749	2750～3334	>3334

表4-15　20～69岁肺活量评价标准（女子）　（单位：毫升）

年龄（岁）	等级				
	差	下	中	良	优
20～24	1423～1873	1874～2354	2355～2779	2780～3259	>3259
25～29	1396～1834	1835～2364	2365～2769	2770～3244	>3244
30～34	1320～1781	1782～2339	2340～2759	2760～3424	>3242
35～39	1295～1734	1735～2249	2250～2674	2675～3159	>3159
40～44	1228～1629	1630～2149	2150～2573	2574～3074	>3074
45～49	1160～1519	1520～2049	2050～2459	2460～2979	>2979
50～54	1115～1469	1470～1977	1978～2374	2375～2899	>2899
55～59	1095～1374	1375～1854	1855～2249	2250～2769	>2769
60～69	895～1104	1105～1559	1560～1964	1965～2454	>2454

❶国家体育总局编，国民体质测定标准手册［M］．北京：人民体育出版社，2003.

第三节　身体素质的测量与评价

身体素质指人体在运动时所表现出的速度、力量、耐力、灵敏和柔韧等方面的机能能力。这种能力不仅与人体的解剖、生理特点有关，而且与训练程度、营养状况密切相关。

身体的基础运动能力是指日常生活中涉及的走、跑、跳、投和攀爬的能力。身体素质和运动能力影响人体的活动能力，是人体体质水平的重要构成要素，也可以通过后天的体育锻炼得到明显改善，应该成为大众健身指导中制订运动处方的重要内容。

一、速度素质的测量与评价

速度素质指人体快速运动的能力。根据影响人体快速运动的因素，将速度素质划分为反应速度、动作速度及周期性动作中的位移速度。

反应速度指人体对各种信号刺激（发令枪声、闪光、触碰等）的快速应答速度，具体指从刺激信号出现到反应动作出现的时间。如从发令枪响到运动员的脚离开起跑器的时间就是反应速度。

动作速度指人体快速完成某个动作的速度，如乒乓球运动员单次挥拍的时间、短跑运动员跑步时一个跨步的时间等。动作速度在测量时常用简单动作的频率来表示。

位移速度指人体在周期性运动中的移动速度，如跑步的速度、骑自行车的速度、划船的速度等。位移速度在测量时常通过一定距离所用时间来表示。对于高水平运动员，反应速度和动作速度对速度素质整体水平的影响比较大。如在世界田径锦标赛的百米决赛中，如果出发时的反应速度落后了 0.1 秒，在势均力敌的情况下很难在起跑后挽回劣势。但对于普通健身人群及学校学生来说，位移速度是决定速度素质整体水平的重要因素。

（一）反应速度的测量与评价

1. 简单反应时

简单反应时指刺激出现时人体不需要做出选择，只需尽快做出反应的情况下所需要的时间。一个完整的反应过程由 5 部分组成：①身体的各种感受器将物理或化学刺激转化为神经冲动的时间；②神经冲动由感受器到大脑皮质的时间；③大脑皮质对信息进行加工的时间；④神经冲动由大脑皮质传至效应器的时间；⑤效应器做出反应的时间。

简单反应时可以分为视觉简单反应时、听觉简单反应时、触觉简单反应时等。如听觉简单反应时是听到发令枪响，迅速起跑离开起跑器的时间；视觉简单反应时是在测量仪上看到灯亮就迅速按键所用的时间，或看到尺子落下迅速抓住所用的时间。

（1）落尺试验的具体操作流程如下。

目的：测量手部、脚部对视觉刺激的简单反应速度。

原理：根据自由落体原理，测量尺子在受试者抓住之前下落的距离，计算出受试者从看到尺子下落到抓住尺子的时间，即简单反应时。将下降距离和所对应的时间刻在尺子上，以方便测试时可直接读取反应时间。

方法：测量时，受试者坐在桌子边缘，前臂放在桌上，手伸出桌子约 1 厘米，拇指与食指分开 2 厘米。测试人员手持计时尺的上端，将尺子置于受试者拇指与食指之间，令拇指上缘对齐尺子的零点。测试人员发出“预备”令后，放下尺子，受试者迅速捏住尺子，捏住部位拇指上缘对应的读数即为手部简单反应时的测量结果，单位为毫秒。此外，还可测量足部的反应时，受试者坐在桌子上面对平坦的墙面。脚跟支撑在桌面上，距离墙面 5 厘米，大脚趾距墙面 2 厘米。测试人员将尺子竖着贴在墙面上，令零点对齐大脚趾上缘。测试人员发出“预备”口令后，松开尺子，受试者迅速用脚把尺子压在墙面上，大脚趾上缘对应的读数即为足部简单反应时的测量结果，单位为毫秒。

（2）光反应时测验的具体操作流程如下。

目的：测量受试者手部对光信号刺激做出反应的速度。

仪器：光反应测试仪。

方法：受试者坐在桌旁，优势手的任意手指轻放在按键上。当信号屏上出现光点时迅速按键。仪器显示的时间即为简单反应时。

2. 选择反应时

选择反应时指有两个或两个以上刺激出现时，受试者对不同的刺激做出不同的反应所需的时间。从刺激呈现到做出选择反应的这段时间称为选择反应时。

（1）双手选择反应时测验的具体操作流程如下。

目的：测试受试者双手对光刺激的选择反应时。

仪器：光反应测试仪。

方法：受试者坐在桌前，双手轻放在按键两边，当信号屏上出现红色光点时左手迅速按键，当信号屏上出现绿色光点时右手迅速按键。仪器显示的时间分别为左右手的选择反应时。

（2）选择—反应—动作测验的具体操作流程如下。

目的：测量受试对象对选择性刺激迅速做出反应及身体运动的速度。

场地器材：平坦地面、秒表、皮尺。

方法：受试者面对测试者，做屈膝预备姿势，双脚分开站在中线两边。测试者手握秒表高举到头上方，给出“预备”口令后，测试者突然挥臂向右或向左，挥臂同时开表。受试者按照测试者挥臂的方向迅速跑至左侧或右侧距中线 6.4 米处的边线，脚踩上边线时测试者停表。如果受试者跑错方向，测试者不要停表，受试者改正方向并跑到正确边线时方可停表。以秒为单位记录时间。

进行反应时测试时，由于一些偶然性，可能每次测试的结果差异较大，需要进行 5～10 次的反复测量，取平均数作为最终的测试结果。

（二）位移速度的测量与评价

位移速度测试通常采用短距离跑的方法，具体测试可采用定距离计时跑（6 秒、5 秒全力跑）或定时计距离跑（30 米、50 米行进间跑）。一般来说，作为速度素质测试，跑的时间不宜过长，完成测试时间可控制在 10 秒左右。由于不同受试对象的能力不同，完成 10 秒跑的距离也差别较大。

1. 短距离跑（30 米、50 米、60 米、100 米）

目的：主要反映人体的位移速度。

场地器材：跑道、秒表、发令枪、冲刺带。

方法：受试者至少两人一组，根据个人能力可采用站立式或蹲踞式起尽全力跑至终点。计时员听到发令枪响开始计时，至受试者胸部碰到冲刺带时停表，以秒为单位记录时间，精确至小数点后 2 位。

2. 30 米途中跑

目的：测量受试者的位移速度。

场地器材：跑道、秒表、发令枪、冲刺带。

方法：在 50 米跑道的 10 米、40 米处画上与起跑线平行的横线。受试者至少两人一组，出发后全力跑到 10 米处时开表，跑到 40 米处停表。以秒为单位记录时间，精确至小数点后 2 位。

3. 4 秒冲刺跑

目的：测量受试者的位移速度。

场地器材：跑道、秒表、发令枪、卷尺。

方法：在跑道起跑线 10 米后，每间隔 1 米画一条长横线，每 0.5 米处画条短横线。受试者听到起跑命令后以任意方式起跑，全力奔跑 4 秒。测试人员测量 4 秒时受试者跑过的距离，精确至 0.5 米。

（三）动作速度的测量与评价

动作速度越快，一定时间内完成某个动作的数量就越多。因此，一般用某段时间内完成的动作数量来反映动作速度。

1. 坐姿快速踏足测验

目的：测量受试者的下肢动作速度。

仪器：快速动作频率测试车、时间计数自动控制器。

方法：受试者两手扶车把，坐在测试车的座位上，大小腿呈 90°。两脚快速上下交替踏足。

读取计数仪上显示的踏足次数。测试 3 次，取最好成绩。

2. 双手快速敲击

目的：测量受试者上肢的动作速度。

仪器：快速动作频率测试车配套的敲击棒 2 支、时间计数自动控制器。

方法：受试者站在测试车前，调节敲击板与髂嵴等高，双手各执一个敲击棒。听到开始命令后，双手交替敲击金属触板 10 秒，读取计数仪上显示的敲击次数。测试 3 次，取最好成绩。

（四）影响速度素质的因素

速度素质是身体素质中的基础素质，影响身体的运动能力，从而对人体的体质与健康水平有一定的影响作用。

1. 遗传因素

影响反应速度的神经系统的机能、影响动作速度的肌纤维类型等均与遗传密切相关。研究显示，反应时的遗传度为 86%，动作速度的遗传度为 70%。可见后天训练对提高反应时作用不大，但可以明显地提高动作速度，从而提高速度素质。

2. 年龄性别因素

人体在生长发育期内，各种机能能力不断提高，速度素质也是这样。在儿童期，速度素质的发育速度最快，称为速度素质发育的敏感期，在这一时期进行合理的体育锻炼有助于提高速度素质，但在成年后，训练效果不如敏感期明显。青年时期，速度素质达到一生的最好水平，随后会缓慢下降，老年期下降更加明显。男性速度素质普遍优于女性。

3. 形态学因素

身高、体重、肢体比例关系会影响到速度素质。身材过于高大、体重超重或肥胖，反应速度、动作速度和位移速度均会下降。躯干比例、四肢各部分的比例可能会影响到速度素质，但其规律尚不清晰。

4. 体育锻炼水平

经常参加体育锻炼的人，无论反应速度、单个动作速度、位移速度还是各种复杂的技术动作速度均比没有锻炼的人快。

5. 其他身体素质要素对速度素质的影响

良好的肌肉力量、关节活动幅度和灵敏性有助于提高动作速度和位移速度。身体素质各要素之间是相辅相成的，进行体育锻炼时要全面练习，切忌只练某一种素质。

（五）速度素质测试的注意事项

（1）在测试人员带领下，充分进行热身活动后方可测试，既可以获得较好的成绩，也可避免运动损伤。

（2）服装要轻便、舒适，要穿专门的运动鞋进行场地测试。

（3）各种速度素质测试的时间和距离不宜过长，一般单个测试应在10秒左右完成。

（4）不同类型的速度素质测试所反映的预测属性不同，不能互相替代。

（5）不同年龄、性别、身体状况的人，测试位移速度的距离应该有所区别。对于幼儿园的孩子而言，20米跑即为速度测试，大学生则可采用100米跑进行测试。

二、力量素质的测量与评价

力量是肌肉工作时克服身体自身阻力或外部环境阻力的能力。力量素质也是人体的基本身体素质之一，影响人体持久工作的耐力和身体运动时的动作速度。随着年龄的增长，青年后期可达到人一生中力量水平的最高峰，随后缓慢下降。系统的体育锻炼会显著增加肌肉力量，减缓随年龄增加而导致的肌肉力量下降。

（一）力量素质分类

关于力量的分类多种多样，划分角度不同，分类结果就不同，实际应用中应注意不要将不同分类方法中的力量类型混在一起。

1. 按照肌肉的收缩形式划分

（1）静力性力量（肌肉等长收缩时产生的力量）：肌肉两端在固定不动的情况下进行的收缩。进行这种形式的收缩时，肌纤维长度不变，维持身体姿势保持不变。如在双杠上做双臂支撑、单杠上做曲臂悬垂、武术中做蹲马步等动作时，相关肌肉就是静力性收缩，做动作时，肌肉收缩以保持身体姿势不变。

（2）动力性力量（肌肉等张收缩时产生的力量）：肌肉收缩时长度缩短，但张力不变，牵引肢体产生动作。肌肉进行这种形式的收缩时，如果肌肉的远端固定，则牵引身体移动，如做俯卧撑运动；如果肌肉的近端固定，则外界物体向身体靠近，如做弯举哑铃运动。

2. 按照力量与体重的关系划分

（1）绝对力量（最大力量）：指人体肌肉收缩时所能克服的最大阻力，如最大握力、最大背力和卧推最大重量等。

（2）相对力量：指绝对力量与自身体重相除后的力量，相当于每公斤体重的肌肉力量。如握力/体重、背力/体重。使用相对力量评价力量素质对体重差别比较大的人更公平。

3. 按照力量的时效性划分

（1）爆发力：是指肌肉在极短时间内（通常小于300毫秒）收缩所表现出的最大力量。爆发力有两个要素，即力的大小和发力的速度，速度越快，力量越大，则爆发力越强。由于爆发力的构成要素和表现形式相对复杂，目前对爆发力的定义也不够统一，实践中直接测量爆发力相对困难，常常用测量爆发力的结果来反映，如利用立定跳远反映下肢爆发力，利用垒球掷远反映上肢爆发力。但要注意，这样的测试受技术熟练程度影响，并非仅反映相关肌肉的爆发力。

（2）力量耐力：指人体在克服一定的外部阻力时，能坚持尽可能长的时间或能重复尽可能多的次数，反映的是肌肉长时间（重复）收缩的能力。如曲臂悬垂坚持的时间越长，引体向上的次数越多，肌肉耐力越好。

4. 按照身体部位划分

一般将力量分为上肢力量、下肢力量、躯干力量（核心力量）。

核心力量是近几年流行起来的，所谓“核心”是人体的中间环节，就是肩关节以下、髋关节以上并包括骨盆在内的区域，是由脊椎、骨盆、髋关节形成的一个整体，包含29块肌肉。核心肌群担负着稳定重心、传导力量等作用，是整体发力的主要环节，对上下肢的活动、用力起着承上启下的枢纽作用。强有力的核心肌群，对运动中的身体姿势、运动技能和专项技术动作的完成起着稳定和支持作用。

（二）力量素质常用测量方法

力量测试仪器、手段多种多样，有复杂的实验室力量测试系统，也有简单便捷的力量测量工具，甚至有不借助任何器材，徒手即可进行的力量测试。这里只介绍简单、便捷的测量方法。

1. 握力

目的：反映手臂肌肉的最大抓握力量。

器材：握力计。

方法：通过试握，将握力计的握把调节至合适位置。采用站立姿势，单手持握力计以最大力量抓握，以千克为单位记录读数。可重复测量 2～3 次，以最大值为最终测量结果，见表 4-16、表 4-17。

表 4-16　我国城市体力劳动者握力均值　（单位：千克）

年龄组（岁）	男性	女性
20～24	46. 1±7. 52	26. 8±5. 20
25～29	46. 3±7. 39	27. 0±5. 40
30～34	46. 5±7. 77	27. 6±5. 34
35～39	46. 4±7. 66	27. 7±5. 38
40～44	46. 0±7. 79	27. 8±5. 32
45～49	45. 1±7. 91	27. 0±5. 50
50～54	43. 0±7. 69	25. 9±5. 33
55～59	41. 5±7. 50	25. 2±5. 64

表 4-17　我国城市学生握力均值　（单位：千克）

年龄（岁）	男	女
7	10. 31±2. 98	8. 96±2. 57
8	12. 00±3. 03	10. 54±2. 97
9	13. 94±3. 57	12. 32±3. 23
10	15. 97±3. 86	14. 53±3. 72

续表

年龄（岁）	男	女
11	18.54±4.66	17.10±4.33
12	22.58±6.30	19.54±4.86
13	28.64±7.31	22.03±4.72
14	33.81±7.54	23.31±4.84
15	37.69±7.44	24.41±4.93
16	40.17±7.08	25.08±4.82
17	41.80±7.08	25.78±5.11
18	42.79±7.37	26.13±4.94
19～22	42.79±8.33	26.02±5.42

2. 背肌力

目的：反映背部肌肉的最大力量。

器材：背力计。

方法：受试者站立在背力计踏板上的指定位置（脚印处），将背力计的握把高度调节到与膝关节等高。受试者双手握把，伸直双腿，用最大力量直臂上拉背力计，至背力计读数不变为止，以千克为单位记录结果，精确至小数点后2位。可重复测量2～3次，以最大值为最终测量结果，见表4-18。

表4-18　我国城市体力劳动者背肌力均值　（单位：千克）

年龄组（岁）	男性	女性
20～24	130.0±26.70	67.7±19.61
25～29	131.8±26.10	70.9±18.96
30～34	132.5±27.42	73.1±19.16
35～39	133.9±28.72	73.9±20.10

引自2010年国民体质监测报告，人民体育出版社，2011。

3. 腿肌力

目的：反映腿部伸膝肌肉的最大力量。

器材：背力计。

方法：受试者站立在背力计踏板上的指定位置（脚印处），将背力计的握把高度调节到与膝关节等高。受试者双手握把，双腿屈膝，背部挺直。用最大蹬腿的力量直臂上拉背力计，背部保持挺直状态，至背力计读数不变为止，以千克为单位记录结果，精确至小数点后一位。可重复测量 2～3 为最终测量结果。

4. 俯卧撑

目的：反映肩臂肌肉的力量耐力。

场地：平坦的硬质地面。

方法：受试者用双手掌、双脚尖撑地，双手与肩同宽，指尖向前。两臂伸直，身体保持平直，呈俯撑姿势。测试开始后，双臂弯曲，身体在保持平直的前提下下落，直至胸部接近地面。肘关节弯曲 90°，然后再将双臂伸直，还原成俯撑姿势，至此算完成一次俯卧撑。记录受试者正确完成动作的最大次数，见表 4-19。

注意：身体适中保持平直，下落和上推过程中不得弓背、塌腰。

表 4-19　我国城市体力劳动者俯卧撑（男）、1 分钟仰卧起坐（女）均值

年龄组（岁）	男性俯卧撑（个）	女性 1 分钟仰卧起坐（次）
20～24	27. 2±12. 55	21. 0±10. 50
25～29	24. 5±11. 41	19. 7±10. 08
30～34	21. 9±10. 61	17. 6±9. 12
35～39	20. 6±9. 98	16. 2±8. 82

引自 2010 年国民体质监测报告，人民体育出版社，2011。

5. 1 分钟仰卧起坐

目的：反映腹肌的力量耐力。

场地：软垫子或瑜伽垫、秒表。

方法：受试者仰卧于垫上，屈膝成 90°左右，双膝稍分开，双手手指交叉抱于脑后。一同伴双手压住受试者膝关节处，使之固定。测试开始后，受试者迅速起坐，双肘触膝记为完成 1 次，后仰躺下时两肩胛骨必须触及垫子，然后再次迅速坐起，记录 1 分钟内完成标准动作的次数，见表4-20。

注意：受试者不得借助肘部撑垫或用手抓裤子借力，也不得借助于臀部起落完成动作。

表 4-20　我国城市汉族女学生 1 分钟仰卧起坐中位数　　（单位：次）

年龄（岁）	P_{50}
7	20
8	23
9	25
10	26
11	27
12	27
13	28
14	29
15	30
16	30
17	30
18	30
19	30
20	30
21	30
22	30

引自2010年中国学生体质与健康调研报告，高等教育出版社，2012年。

6. 1分钟仰卧举腿

目的：反映腹腔前壁和后壁肌群的力量耐力。

场地：软垫子或瑜伽垫、秒表。

方法：受试者仰卧于垫上，两臂放在身体两侧，两腿并拢伸直。测试开始后，受测者收腹，膝关节伸直，抬腿至60°，然后轻轻放下，记为完成1次。

记录1分钟内完成标准动作的次数。

注意：受试者不得用手抓裤子借力。放腿时动作不能过快，也应在腹肌轻度收缩情况下控制双腿放下。在测试过程中应始终保持膝关节伸直。

7. 引体向上

目的：反映上肢及肩带的肌肉耐力，适用于初中以上至中年男性。

器材：单杠。

方法：受试者双手正握单杠，两臂伸直，身体静止悬挂于单杠上。测试开始后，受试者双臂同时用力向上拉身体，使得下颌超过单杠，然后放松恢复成直臂悬垂为完成 1 次。记录受试者连续完成的次数，见表 4-21。

注意：测量时受试者不得借助身体摆动发力。每次引体向上均要达到下颌超过单杠才能记为完成 1 次。

表 4-21　我国城市男生斜身引体、引体向上中位数　（单位：次）

年龄（岁）	斜身引体	引体向上
7	18	—
8	18	—
9	20	—
10	20	—
11	21	—
12	23	—
13	—	1
14	—	1
15	—	2
16	—	3
17	—	3
18	—	4
19	—	4
20	—	4
21	—	4
22	—	4

引自 2010 年中国学生体质与健康调研报告，高等教育出版社，2012。

8. 斜身引体

目的：反映上肢及肩带的肌肉耐力，适用于小学阶段男生和各年龄段女性。

器材：可调节高度单杠。

方法：调节单杠至受试者胸中点（乳头点）高度，受试者双手手心向下正握单杠。两腿前伸至双臂与躯干成90°角，一名同伴压住受试者双脚。测试开始后，受试者双臂同时发力，将身体拉向单杠，下颌触碰单杠为完成1次。

记录受试者连续完成的次数。

注意：测量时受试者身体要始终保持挺直状态，不得挺腹或弯腰。

9. 双杠臂屈伸

目的：反映上肢及肩带的肌肉耐力，初中以上至中年男性。

器材：双杠。

方法：受试者双手握杠直臂支撑于双杠之上。测试开始后，曲臂使身体下落至肘关节呈90°，然后再用力向上推起成直臂，即算完成1个。记录受试者连续完成的次数。

注意：测量时受试者不得摆动身体借力。

10. 俯卧背起

目的：反映背部伸肌群的肌肉耐力。

场地器材：平坦空地、瑜伽垫。

方法：受试者俯卧在瑜伽垫上，胸部垫一块10厘米厚、20厘米长、10厘米宽的海绵，头部下方平铺一条洁净的毛巾，双手背于身后，一名辅助测试者双手压住受试者的脚踝部。受试者尽力上抬上身离开海绵，随即还原，此为完成1次动作。计受试者在1分钟内所完成动作的个数。

11. 立定跳远

目的：反映下肢肌肉的爆发力。

场地：平坦、不滑的地面，最好是田径场的沙坑。

方法：受试者双脚分开站立，脚尖不得踩线。测试开始后，受试者双膝微曲、双臂用力前后摆动配合发力，双脚同时蹬地向正前方跳，双脚同时落地。丈量起跳线至落地点的最近距离，以厘米为单位记录结果。可重复跳2～3次，以最远距离为最终测量结果。

注意：如果受试者落地时站立不稳，用手在脚后撑地，则要丈量起跳线至手撑地处的最短距离。

12. 纵跳

目的：反映下肢肌肉的爆发力。

器材：电子纵跳仪。

方法：测试人员打开电源开关，按“按键”后，显示屏上出现闪烁信号，蜂鸣器发出声响，表明纵跳计进入工作状态。受试者踏上纵跳板，双脚自然分开，呈直立姿势，准备测试。当看到显示屏上显示出“0.0”时，开始测试，受试者屈膝半蹲，双臂尽力后摆，然后向上方快速摆臂，双腿同时发力，尽力垂直向上跳起，跳起时双腿不能弯曲。当受试者落回纵跳板后，显示屏显示出测试数值。测试2次，记录最大值，以厘米为单位，精确到小数点后1位，见表4-22。

注意：受试者准备测试时，双腿不能移动或有垫步动作。如果受试者没有落回到纵跳板上，测试失败，需重新测试。

表4-22　我国城市体力劳动者纵跳均值　（单位：厘米）

年龄组（岁）	男	女
20～24	37.6±8.56	23.9±5.55
25～29	35.9±8.09	23.4±5.43
30～34	33.7±7.66	22.3±5.07
35～39	32.3±7.51	21.6±5.31

引自2010年国民体质监测报告，人民体育出版社，2011年。

13. 网球掷远

目的：反映低龄儿童上肢肌肉的爆发力。

场地：卷尺，标准网球若干个，在平坦的场地画一个长20米、宽6米的长方形，设一端为投掷线，在投掷线后每间隔0.5米处画一条横线。

方法：受试者站在投掷线后，两脚前后分开，单手持球，将球从肩上方投出。球出手时，后脚可以向前迈出一步，但不能踩线或过线。一名测试人员站在投掷线侧前方位置发令，另一名测试人员观察球的落点，并记录成绩。测试2次，取最好成绩。以米为单位，精确到小数点后1位，见表4-23。

表4-23　我国3～6岁幼儿网球掷远均值　（单位：米）

年龄（岁）	男	女
3	3.7±1.51	3.0±1.15

续表

年龄（岁）	男	女
4	4.9±1.86	3.9±1.33
5	6.4±2.31	4.9±1.54
6	7.9±2.84	5.7±1.80

引自2010年国民体质监测报告，人民体育出版社，2011年。

14. 坐姿双手推实心球

目的：反映上肢及肩带肌肉的爆发力。

场地器材：带靠背的木椅，2.63千克实心球，卷尺及绳子。

方法：受试者坐在椅子上，双手在胸前持球，一名测试人员用绳子将受试者拉紧靠在椅背上以防其推球时后背离开椅背。受试者用力将球推向远方，测量受试者双脚脚尖至实心球落地点的直线距离，以米为单位，保留小数点后一位小数。可测量2～3次，取最好成绩作为最终测量结果。

15. 掷实心球

目的：反映上肢、肩带、腰腹肌肉的爆发力。

场地器材：2千克实心球、30米以上的皮尺、5米×50米以上平坦场地。

方法：受试者手持实心球站在起掷线后，两脚前后或左右开立，身体面对投掷方向，双手举球至头上方，身体稍后仰，上体不得往左后、右后扭转。投掷前，双手可持球做前后预摆，原地用力将球向前方掷出。可测量2～3次，取最好成绩作为最终测量结果。

注意：受试者必须双手将球从头后正面向前掷出，实心球出手之前两脚不得离开地面；实心球出手后，受试者的脚不得踩到投掷线上或越过投掷线。

（三）影响力量素质的因素

（1）肌肉的发达程度。肌肉的横断面积越大，收缩时产生的力量越大，肌肉横断面积又与肌纤维的数量和体积成正比。

（2）肌肉收缩时的力学特点。肌肉与骨骼组成杠杆系统，支点离阻力端越近，越省力，同时就表现出越大的力量。

（3）肌肉收缩时的长度。当肌肉被预先拉伸到一定程度时再收缩会产生较大的力量。这正是许多技术动作前做预备动作的原理，如纵跳前的屈膝，预先拉伸股四头肌更利于其发力；投掷标枪时先后引上臂，预拉伸胸大肌以增大其收缩力量。

（4）年龄、性别因素。女性力量平均为男性的2/3。生长发育期内，力量素质随年龄增长而增加，青春后期增加较快。25岁左右，力量达到最大值，随后逐渐降低。

（5）体育锻炼水平。系统体育锻炼可以增加肌纤维数量和体积，显著提高全身力量。但体育锻炼停止后（半年左右），力量素质会迅速消退。

（四）力量测量注意事项

（1）测量前，测试人员要带领受试者做好准备活动，检查测试器材、场地。测试中要加强保护措施，避免运动损伤和意外伤害，选择恰当的力量测试指数。

（2）研究人员要充分了解受试对象的能力水平标准。穿着宽松舒适的运动服和合适的运动鞋，可帮助受试者取得最佳成绩。

三、耐力素质的测量与评价

（一）耐力素质概述

耐力，是指人体长时间进行身体活动的能力。耐力可划分为一般耐力、速度耐力和力量耐力三种。速度耐力指人体较长时间快速运动的能力，如对于大学生人群来讲，400米跑就属于速度耐力。人体在氧气供应不充分的情况下快速跑动，肌肉收缩的能量主要来自糖原无氧酵解，同时产生大量的乳酸，使血液乳酸值迅速升高，使人体产生强烈的疲劳感。从某种程度上说，速度耐力也是人体耐受乳酸的能力。对于有些项目的专业运动员，速度耐力相当重要，直接影响到其专项成绩的水平。对于普通百姓，一般耐力更加重要。一般耐力指以中等强度长时间活动的能力，也称有氧耐力。在运动强度不大，氧气供应相对充足的情况下，糖原完全氧化、脂肪分解成为主要供能方式。有氧耐力在很大程度上影响人体机能水平、健康状况及寿命，是耐力测试中的重点内容。力量耐力则是指肌肉抗阻收缩持续工作的能力。

（二）耐力素质的测量与评价

1. 50米×8往返跑、800米/1000米跑

该测试主要用于测试小学、初中至中年人群的一般耐力。其中，50米×8往返跑适用于小学阶段学生，800米跑适用于初中及以上的女生，1000米

跑适用于初中及以上的男生。受试者需要在田径场上完成相关距离全力跑的测试，以秒为单位记录成绩，见表4-24、表4-25。

表4-24　我国7～12岁城市小学生50米×8往返跑测试成绩均值

（单位：秒）

年龄（岁）	男生	女生
7	136. 63±15. 51	139. 94±15. 03
8	131. 92±15. 88	136. 00±14. 78
9	128. 12±16. 08	131. 96±14. 80
10	124. 16±16. 38	127. 28±15. 23
11	120. 38±17. 09	123. 83±15. 03
12	114. 69±18. 90	121. 66±17. 34

引自2010年中国学生体质与健康调研报告，高等教育出版社，2012年。

表4-25　我国13～22岁城市学生800米/1000米跑测试成绩均值

（单位：秒）

年龄（岁）	男生（1000米）	女生（800米）
13	296. 92±40. 62	270. 98±35. 38
14	280. 72±39. 70	265. 57±34. 92
15	270. 63±36. 11	262. 54±33. 23
16	265. 66±35. 47	263. 24±33. 00
17	264. 82±34. 62	263. 32±32. 51
18	260. 71±34. 16	261. 75±31. 30
19～22	263. 27±34. 07	261. 08±30. 92

引自2010年中国学生体质与健康调研报告，高等教育出版社，2012年。

2. 12分钟跑

该方法简便易行，找一块标准场地记录下所跑距离即可。12分钟跑测试是根据12分钟内跑了多少距离来评定身体的有氧耐力水平。想要测试结果更加准确就要求受试者尽全力跑，对于静坐少动人群或者有潜在心血管疾病的人来说有一定的危险性。一般35岁以下，身体健康或者经常参加运动的人群适宜采用这个方法测试（评定标准见表4-26）。

表4-26　12分钟跑测试评定标准　（单位：米）

男子				
有氧耐力水平	30岁以下	30～39岁	40～49岁	50岁以上
极差	1600以下	1500以下	1400以下	1300以下
差	1600～1999	1500～1799	1400～1699	1300～1599
稍差	2000～2399	1800～2199	1700～2099	1600～1999
好	2400～2799	2200～2599	2100～2499	2000～2399
极好	2800及以上	2600及以上	2500及以上	2400及以上
女子				
有氧耐力水平	30岁以下	30～39岁	40～49岁	50岁以上
极差	1500以下	1400以下	1200以下	1000以下
差	1500～1799	1400～1699	1200～1499	1000～1399
稍差	1800～2199	1700～1999	1500～1799	1400～1699
好	2200～2599	2000～2399	1800～2299	1700～2199
极好	2600及以上	2400及以上	2300及以上	2200及以上

3. 3000米快走

该测试适用于体力较差的中老年人群进行有氧耐力测试。在田径场地准确丈量出3000米，测量受试者快走完成3000米所用时间，以分秒为单位记录成绩。用时越短，有氧耐力越好。因此，受试者在测试过程中可以根据自身体力水平穿插小跑（评价标准见表4-27、表4-28）。

表4-27　男性3000米快走成绩评价表

年龄（岁）	极差	差	一般	良好	优秀
45～49	≥27′13″	24′49″～27′12″	23′01″～24′48″	24′13″～23′	≤21′12″
50～54	≥28′13″	25′49″～28′12″	24′01″～25′48″	22′11″～24′	≤22′12″
55～59	≥29′13″	26′49″～29′12″	25′01″～26′48″	22′13″～25′	≤23′12″
60～64	≥29′58″	27′46″～29′57″	26′08″～27′45″	24′32″～26′7″	≤24′31″
65～69	≥30′45″	28′37″～30′44″	27′01″～28′36″	25′25″～27′	≤25′24″

引自国家体育锻炼标准，2013。

表 4-28 女性 3000 米快走成绩评价表

年龄（岁）	极差	差	一般	良好	优秀
45～49	≥29′49″	27′13″～29′48″	25′16″～27′12″	23′18″～25′15″	≤23′18″
50～54	≥30′49″	28′13″～30′48″	26′26″～28′12″	24′18″～26′25″	≤24′18″
55～59	≥31′49″	29′13″～31′48″	27′16″～29′12″	23′19″～27′15″	≤25′18″
60～64	≥32′35″	30′03″～32′34″	28′09″～30′02″	26′15″～28′08″	≤26′14″
65～69	≥33′06″	30′34″～33′05″	28′42″～30′33″	26′53″～28′42″	≤26′52″

引自国家体育锻炼标准，2013。

（三）影响耐力素质的因素

（1）肌肉力量。肌肉越发达，力量耐力就越好。

（2）呼吸与循环系统的机能能力。摄取氧和运输氧的能力越好，肌肉收缩时的氧供应就越好，可表现出更强的耐力水平。

（3）肌肉中氧利用能力。如果运输到肌肉中的氧气是固定的，则肌肉对氧的利用率越高，收缩时的能力就越强，耐力也就越好。

（4）耐缺氧能力。大脑及身体各器官对缺氧的耐受力越强，表现出的耐力就越好。

（5）体育锻炼水平。耐力素质与体育锻炼密切相关，持久、系统的体育锻炼可以显著提高耐力水平。

（6）性别、年龄因素。通常男性耐力素质好于女性。青年期为人一生中耐力水平最高的时期，成年期随年龄增加耐力水平逐渐下降。

（7）运动时技术动作的合理性。技术动作合理，则消耗的能量较低，就会持续更长的运动时间。

（四）耐力测量注意事项

（1）耐力测试需要较长时间，也非常辛苦，需要不断鼓励受试者尽全力完成测试。

（2）在做耐力测试时，特别需要穿着舒适合脚的运动鞋，避免长时间运动造成足部皮肤磨损。

（3）耐力测试前需要做好准备活动，测试完成后也要充分做好放松活动，避免造成肌肉过度酸痛。一般需要 10～15 分钟拉伸放松才能达到较好的效果。

四、灵敏素质的测量与评价

（一）灵敏素质概述

灵敏素质指身体在复杂环境条件下快速、准确地变化身体姿势、运动方向的能力。灵敏素质包含三个要素：一是快速性，身体反应快、动作快；二是变换性，在运动中要不断变化身体姿势，与直道上的快速跑不同；三是随机应变性，身体的迅速反应、变换体位等不是事先反复训练的，而是根据外界环境的变化临时采取的应对反应。灵敏素质与人体的反应速度、肌肉力量、动作速度密切相关，儿童时期是发展灵敏素质的关键期，适当的游戏和练习有助于提高身体的灵敏素质。成年后随年龄的增加灵敏素质逐渐下降。

（二）灵敏素质的测量与评价

1. 10 米×4 往返跑

目的：测试学龄阶段人群在快跑中急停、急起和快速转体变换方向的能力。

场地器材：平坦的运动场、皮尺、秒表、粉笔、口哨。

方法：受试者站在出发线后，听到开始哨声后快速跑向 10 米远处的折返线，用手触线后迅速跑回出发线，再次用手触线。测试受试者完成 4 个 10 米往返所用时间，以秒为单位记录，保留两位小数。可测量 2～3 次，取最佳成绩作为最后测量的结果。

注意事项：测试时应穿着专门的运动鞋和运动衣，每次到达边线后用手触线方算合格。

2. 十字变向跑

目的：测试学龄阶段人群在快跑中急停、急起和快速转体变换方向的能力。

场地器材：平坦操场、5 根高度为 1.2～1.5 米的标志杆、秒表、口哨。在场地上画 2 条在中点相互垂直的 10 米线段，分别在交点（*O* 点）和四个端点（*A*、*B*、*C*、*D* 点）处各竖立 1 根标志杆，将 *A* 点设置为起跑点，同时也是终点。

方法：受试者听到开始哨声后从起跑点快速跑向 *O* 点，绕过 *O* 点依次跑向并绕过 *B*、*C*、*D* 三点，每绕一杆都必须经过 *O* 点，绕杆时均向右侧变向最后经过 *O* 点后应全力向终点冲刺，记录受试者从 *A* 点出发直至完成所有绕点跑后回到 A 点的时间，以秒为单位记录成绩。

注意事项：由于跑步路线较为复杂，测试人员可事先在场地上用明显的白线和箭头标出跑步线路。测试时，严格要求受试者每次按照规定的方向绕过标志杆。

3. 反复横跨

目的：测试学龄阶段人群下肢变换方向的能力。

场地器材：平坦的操场、粉笔、秒表、口哨。在场地中央画三条间隔 1.2 米、1 米长的平行直线。

方法：受试者双脚分开站于中线两侧，微屈膝；听到开始哨声后向右横跨右侧线，然后向左横跨中线、左侧线，再向右横跨中线，如此反复。记录 20 秒内跨过的横线数量，跨过横线数量越多，说明下肢灵活性越好。

4. 十字象限跳

目的：测试下肢变换方向及控制身体平衡的能力。

场地器材：平坦的操场、粉笔、秒表、口哨。在场地中央画两条相互垂直相交的直线，在四个象限内标注 1、2、3、4。

方法：受试者开始站于 1 象限，听到开始哨声后，双脚同时依次跳向 2 象限、3 象限、4 象限，至此为完成 1 次测试，然后回到 1 象限，如此反复。记录完成 10 次的时间，以秒为单位，保留 1 位小数。完成的时间越短，说明下肢灵活性越好。

5. 立卧撑

目的：测试迅速、协调地变换身体姿势的能力。

场地器材：平坦的地面、秒表。

方法：受试者呈站立姿势，开始测试后，迅速下蹲、手撑地、双腿向后伸直，呈俯撑姿势。然后迅速收腿成蹲撑，最后还原站立，即为完成 1 次动作。记录 10 秒内完成的总次数，也可记录完成 20 个动作所需的时间，在规定时间内完成立卧撑次数越多或在规定次数内需要的时间越短，说明全身的灵活性越好。

(三) 影响灵敏素质的因素

(1) 肌肉的力量和动作速度。力量越大，动作速度越快，则灵敏素质越好。

(2) 神经系统类型。大脑皮质神经过程的均衡性和灵活性对灵敏素质有很大影响，兴奋~抑制转换越快，灵敏性就越好。

(3) 对时间、空间的感觉和准确判断也是影响灵敏素质的因素之一。

(4) 身体保持平衡的能力。在灵敏素质测试中都涉及身体姿势的迅速变化，平衡机能越好，越有利于身体姿势的快速变化。

(5) 掌握技术动作的数量和熟练程度。掌握体育运动的技术动作越多越熟练，遇到突发情况时，灵活地变化身体位置的反应也就越快。

(6) 性别、年龄因素。儿童期灵敏素质持续提高，至青春期逐渐停滞甚至有所下降，青年期灵敏素质仍会有所提高，之后随年龄增长而逐渐衰退。一般情况下，男性灵敏素质好于女性。

(四) 灵敏素质测量的注意事项

(1) 在进行灵敏测试时，要求受试者不断变换方向和身体姿势，因此要求场地和运动鞋要防滑。

(2) 对测试内容的熟练程度直接影响测试结果，因此要求所有受试者统计练习次数。

(3) 灵敏测试要求在较短时间内完成，无论哪种测量方法，测量时间都不宜过长，在15秒以下为好。

(4) 测试之前，由测试人员带领受试者做好准备活动，避免发生运动损伤。

五、柔韧素质的测量与评价

(一) 柔韧素质概述

柔韧性是指人体关节的活动幅度，即关节的肌肉、肌腱、韧带等软组织的弹性和伸展能力。

系统地提高或保持柔韧素质，在运动训练和健身锻炼中对于提高动作技术质量、提高运动成绩和预防运动损伤具有重要作用。在日常生活中，柔韧性对于加大身体活动范围和肢体活动幅度，提高身体的灵活性和协调性，以及在意外事故发生时降低伤害风险是极为重要的。只有通过长期的练习，采用适宜的锻炼手段和方法，才能提高身体多个部位的柔韧性。

(二) 柔韧素质的测量与评价

1. 肩臂上抬

目的：测量肩部的柔韧性。

器材：木棍、直尺。

方法：受试者直立，两手于体侧下垂，测量其右上肢长（肩峰至中指尖的距离)。受试者俯卧，下颌着地，两腿伸直，双臂前伸，两手相距与肩同宽，正握木棍，然后两臂尽力上抬，下颌始终着地。丈量木棍中点至地面的距离（上抬高度)。上肢长与最大上抬高度差为测量结果（成绩=右臂长-上抬高度)，差值越小（即上抬高度越高）成绩越好。

2. 转肩

目的：测量肩部的柔韧性。

器材：直钢尺。

方法：受试者直立，两手正握直钢尺，要求右手虎口与尺的零端处对齐两臂同时上抬，绕至体后。当两臂后绕时，若感觉所握的尺距太窄，左手可向尺的外侧滑动，直到刚好能使两臂绕到体后，然后再由体后握住钢尺，双臂同时绕至体前。要求两臂保持在同一平面上，直臂且身体不得扭动。记录左手虎口握尺处的读数，用两手握距的最小值减去肩宽（两肩峰间的直线距离)，取其差值作为转肩测试结果。差值越小肩部柔韧性越好(评价标准见表4-29)。

表4-29　持棍转肩评价标准　（单位：厘米）

性别	年龄(岁)	1分	2分	3分	4分	5分
男	20～24	124.0～110.0	109.9～95.0	94.9～79.0	78.9～64.0	63.9及以下
	25～29	125.0～113.0	112.9～98.0	97.9～82.0	81.9～70.0	69.9及以下
	30～34	127.0～115.0	114.9～102.0	101.9～87.0	86.9～74.0	73.9及以下
	35～39	130.0～120.0	119.9～106.0	105.9～90.0	89.9～76.0	75.9及以下
女	20～24	105.0～95.0	94.9～82.0	81.9～64.0	63.9～52.0	51.9及以下
	25～29	110.0～100.0	99.9～89.0	88.9～68.0	67.9～56.0	55.9及以下
	30～34	116.0～107.0	106.9～95.0	94.9～72.0	71.9～62.0	61.9及以下
	35～39	120.0～110.0	109.9～99.0	98.9～75.0	74.9～65.0	64.9及以下

引自国家体育总局，普通人群体育锻炼标准，2003。

3. 双手背后交叉

目的：测量肩部的柔韧性。

方法：受试者自然直立，抬头挺胸，首先抬一侧臂至头顶，屈肘，手掌向下尽力伸展；同时另一侧臂向后夹肩屈肘，手背贴在背侧，尽力向上伸展，双手尽量在背后互握。若双手在背后不能相触，两中指间距离记为“-”，恰好相碰记为0，相互重叠记为“+”，测试双手中指之间的最短距离

（评价标准见表 4-30）。

表 4-30　双手背后交叉评价标准　（单位：厘米）

性别	年龄（岁）	1 分	2 分	3 分	4 分	5 分
男	40～44	-15.0～-9.0	-8.9～0.8	0.9～5.7	5.8～10.5	10.6 及以上
	45～49	-17.7～-10.0	-9.9～-1.0	-0.9～5.0	5.1～10.1	10.2 及以上
	50～54	-20.0～-13.0	-12.9～-2.0	-1.9～3.5	3.6～9.5	9.6 及以上
	55～59	-25.0～-17.0	-16.9～-5.0	-4.9～2.3	2.4～9.0	9.1 及以上
女	40～44	-7.5～-1.4	-1.3～2.9	3.0～7.9	8.0～11.1	11.2 及以上
	45～49	-9.6～-3.0	-2.9～2.2	2.3～6.7	6.8～10.8	10.9 及以上
	50～54	-11.5～-4.3	-4.2～0.6	0.7～5.1	5.2～10.0	10.1 及以上
	55～59	-13.5～-5.5	-5.4～-0.8	-0.7～3.9	4.0～9.7	9.8 及以上

引自国家体育总局，普通人群体育锻炼标准，2003。

4. 臂夹棍转体

目的：测量躯干绕垂直轴转动的柔韧性。

器材：1.5 米长的木棍。

方法：在平地上，画一直径 1.5 米并标有角度刻度（最小刻度为 5°）、圆心和直径的圆圈。受试者自然直立，双脚分开与肩同宽，站在圆圈的中央，身体垂直轴位于圆圈的圆心上。双肘关节弯曲，将长木棍横夹于体后，两端长短一致，使横杆与地面平行，且与地面圆圈的直径线方向一致（0°角）；身体绕垂直轴尽量做转体动作，脚跟不能移动，膝关节不能弯曲，利用地面上的角度测量夹棍转动的角度。为了便于读数，可在臂后所夹的长棍两端系上接近地面的重锤（评价标准见表 4-31）。

表 4-31　臂夹棍转体评价标准

性别	年龄（岁）	1 分	2 分	3 分	4 分	5 分
男	20～24	85°～95°	96°～110°	111°～125°	126°～135°	136°及以上
	25～29	80°～90°	91°～110°	111°～120°	121°～130°	131°及以上
	30～34	75°～85°	86°～105°	106°～120°	121°～130°	131°及以上
	35～39	70°～80°	81°～100°	101°～110°	111°～120°	121°及以上
	40～44	65°～75°	76°～90°	91°～105°	106°～115°	116°及以上
	45～49	60°～70°	71°～90°	91°～105°	106°～115°	116°及以上

续表

性别	年龄（岁）	1分	2分	3分	4分	5分
	50～54	55°～65°	66°～85°	86°～100°	101°～110°	111°及以上
	55～59	50°～55°	56°～80°	81°～100°	101°～110°	111°及以上
女	20～24	90°～100°	101°～115°	116°～125°	126°～140°	141°及以上
	25～29	90°～100°	101°～115°	116°～125°	126°～135°	136°及以上
	30～34	85°～95°	96°～110°	111°～120°	121°～130°	131°及以上
	35～39	85°～95°	96°～110°	111°～120°	121°～130°	131°及以上
	40～44	80°～90°	91°～100°	101°～115°	116°～125°	126°及以上
	45～49	80°～90°	91°～100°	101°～115°	116°～125°	126°及以上
	50～54	75°～85°	86°～95°	96°～110°	111°～120°	121°及以上
	55～59	75°～85°	86°～95°	96°～105°	106°～120°	121°及以上

引自国家体育总局，普通人群体育锻炼标准，2003。

5. 坐位体前屈

目的：测量髋关节、腰椎关节和肩关节的柔韧性。

器材：坐位体前屈计。

方法：受试者坐在平地上，两腿伸直，两脚平蹬测试板，两脚分开10～15厘米。上体前屈两臂伸直向前，用两手中指尖缓慢向前推动游标，直到不能再向前推为止。

脚蹬板与指尖点的距离，指尖点超过脚蹬板为“+”，未达脚蹬板为“-”，数值越大，表明柔韧性越好见表4-32。

表4-32　我国各年龄人群坐位体前屈均值　（单位：厘米）

年龄（岁）	男	女
7	6. 75±5. 12	10. 36±5. 06
8	6. 49±5. 31	10. 07±5. 30
9	5. 78±5. 50	9. 49±5. 48
10	5. 48±5. 67	9. 42±5. 61
11	5. 30±5. 92	9. 50±5. 92

续表

年龄（岁）	男	女
12	5.51±6.11	9.67±6.15
13	6.85±6.52	10.51±6.51
14	8.24±6.85	11.30±6.62
15	9.58±6.98	11.98±6.67
16	11.12±7.10	12.91±6.72
17	11.59±7.19	13.31±6.61
18	12.14±7.21	13.46±6.75
19～22	11.58±7.04	14.05±6.48
20～24	8.7±8.21	10.9±7.80
25～29	7.3±8.33	9.9±7.80
30～34	6.9±8.29	9.2±7.73
35～39	6.6±8.29	8.9±7.91
40～44	5.3±8.43	8.6±7.92
45～49	4.0±8.47	8.1±8.03
50～54	3.5±8.44	8.1±8.07
55～59	2.6±8.56	8.0±8.22
60～64	1.8±8.66	7.9±8.10
65～69	0.5±8.52	6.7±8.19

引自2010年国民体质监测报告，人民体育出版社，2011。成年、老年数据引自2010年中国学生体质与健康调研报告，高等教育出版社，2012。

（三）影响柔韧素质的因素

（1）关节类型和结构。结构是功能的基础，球窝关节比滑车关节的活动幅度大得多，如肩关节的活动幅度比指关节大得多。

（2）关节周围肌肉、脂肪的厚度和跨过关节肌肉的强度。关节周围的肌肉越发达或皮下脂肪越多，对关节的活动幅度限制越大。但跨过关节肌肉的力量较大，可以在一定程度上增加牵拉关节活动的力量。

（3）性别与年龄。女性柔韧性普遍好于男性。儿童后期由于四肢生长速度高于躯干生长速度，导致四肢相对较长，反映躯干部柔韧性的坐位体前屈测试结果较差，至青年期达到一生中最好水平，之后随年龄增加而逐渐降低。

（4）体育锻炼水平对柔韧性的影响非常大，经常做拉伸运动能够提高身体各关节柔韧性。即使人到中年，只要经常练习，仍然可以显著提高柔韧性。

（5）外界环境温度与肌肉温度。外界环境比较温暖，充分的热身活动有利于提高关节的柔韧性。

（四）柔韧素质测试的注意事项

（1）充分的准备活动不仅能够预防运动损伤，也能够大幅度提高关节柔韧性。

（2）柔韧素质的测试应适可而止，否则易引起损伤。

第四节　心理状态的测量与评价

心理健康是体质健康的重要方面，广义上的心理健康是指一种高效而满意的、持续的心理状态。从狭义上讲，心理健康是指人的基本心理活动的过程内容完整、协调一致，即认识、情感、意志、行为、人格完整和协调，能适应社会，与社会保持同步。目前在体质与健康评价中，心理状态测评还是比较薄弱的环节，本节重点介绍目前应用比较成熟且相对广泛的测量与评价方法。

一、心理评价概述

心理健康是个体在各种环境中能保持一种良好适应能力和效能的状态。一个人不仅是生物体，更是一个社会成员，健康的心理是一个人适应社会的基本条件。心理状态中的情绪因素对生理上的健康起着十分重要的作用，现代医学研究表明，一个人心情舒畅，精神愉快，中枢神经系统处于最佳功能状态，其内分泌活动在中枢神经系统调节下处于平衡状态，会使整个机体协调、充满活力，身体自然也健康。保持良好的心理状态首先应该使自己在道德上、心理上成熟起来，从而在复杂的社会环境和激烈的竞争中保持健康的心理。

目前在体质与健康评价中，心理状态测评还是比较薄弱的环节，一般选择可信度较高的量表来测评人的心理，也常用一些测量仪器测定人的时间知觉、空间知觉、操作思维和平衡感觉，将动作反应的速度及准确性等作为评价心理机能的指标。

二、心理状态测量与评价方法

（一）症状自评量表（SCL－90）

SCL－90最原始的版本是由Derogation，L. R. 于1975年编制而成的。该量表曾有58个题目的版本和35个题目的简本，现在普遍应用的是由90个自我评定项目组成的版本，所以也将此测验简称SCL－90，其适用对象为16岁以上的人群。有人认为身心症状自评量表（SCL－90）目前仍是世界上最具权威性的心理健康测试量表之一。

我国心理学工作者将最原始的量表修改成符合中国人语言习惯的版本，并分别制定了不同年龄群的常模。

SCL－90测验共90个自我评定项目。测验的9个因子分别为：躯体化、强迫症状、人际关系敏感、抑郁、焦虑、敌对、恐怖、偏执及精神病性。测验的目的是从感觉、情感、思维、意识、行为直到生活习惯、人际关系、饮食睡眠等多种角度，评定一个人是否有某种心理症状及其严重程度如何。

（二）症状自评量表（SCL－90）的评价方法

评价采用5级评分制，具体分级如下。

（1）1分：表示没有，自觉并无该项问题（症状）。

（2）2分：表示在频度和强度上很轻，自觉有该问题，但发生得并不频繁、也不严重。

（3）3分：表示中等，自觉有该项症状，其严重程度为轻到中度。

（4）4分：表示偏重，自觉常有该项症状，其程度为中到严重。

（5）5分：表示严重，自觉该症状的频度和强度都十分严重。

量表中的轻、中、重主要靠受试者自己体会，没有绝对的界限。根据受试者选择的情况，将每个隐含因子得分累计相加，得到各个因子的累计得分，再将各个因子累计得分除以相应的项目数，即可得到各个因子的因子分数，再根据各个因子的因子分数进行评价。若将整个问卷的总项目数减去选“没有”答案的项数，可以得到反映症状广度的阳性项目数。

（三）症状自评量表（SCL－90）测量评价分析

1. 总分和总症状指数

总分是90个项目所得分之和。总症状指数也称总均分，是将总分除总症状。指数是指总的来看，被试的自我症状评价介于“没有”到“严重”的哪一个水平。总症状指数的分数在0～0.5之间，表明被试自我感觉没有量表中所列的症状；在0.5～1.5之间，表明被试感觉有点症状，但发生得并不频繁；在1.5～2.5之间，表明被试感觉有症状，其严重程度为轻到中度；在2.5～3.5之间，表明被试感觉有症状，其程度为中到严重；在3.5～4之间表明被试感觉有症状，且症状的频度和强度都十分严重。

2. 阳性项目数、阴性项目数与阳性症状均分

阳性项目数是指评为1～4分的项目数，阳性症状痛苦水平是指总分除以阳性项目数，它表示被试在多少项目中感到“有症状”。阴性项目数是指被评为0分的项目数，它表示被试“无症状”的项目有多少。

阳性症状均分是指总分减去阴性项目（评为0的项目）总分，再除以阳性项目数，它表示个体自我感觉不佳的项目，其程度究竟处于哪个水平，其意义与总症状指数相同。

3. 因子分

SCL－90包括9个因子，每一个因子可反映患者某方面症状的痛苦情况，通过因子分可了解症状分布特点。

因子分=组成某一因子的各项目总分/组成某一因子的项目数。各因子的因子分的计算方法是：各因子所有项目的分数之和除以因子项目数。例如强迫症状因子各项目的分数之和为30，共有10个项目，所以因子分为3。在1～5评分制中，粗略简单的判断方法是看因子分是否超过3分，若超过3分，即表明该因子的症状已达到中等以上严重程度。当个体在某一因子的得分大于2时，即超出正常均分，则个体在该方面就很有可能有心理健康方面的问题。

4. 因子的含义及其所包含的项目

（1）躯体化。包括1、4、12、27、40、42、48、49、52、53、56、58共12项。该因子主要反映身体不适感，包括心血管、胃肠道、呼吸和其他系统的主诉不适，以及头痛、背痛、肌肉酸痛和焦虑的其他躯体表现。

该分量表的得分在0～48分之间。得分在24分以上，表明个体在身体上有较明显的不适感，并常伴有头痛、肌肉酸痛等症状。得分在12分以下，躯体症状表现不明显。总的说来，得分越高，躯体的不适感越强；得分越低，症状体验越不明显。

（2）强迫症状。包括了3、9、10、28、38、45、51、55、65共10项。

主要指那些明知没有必要，但又无法摆脱的无意义的思想、冲动和行为，还有一些有认知障碍的行为征象也在这一因子中反映。该分量表的得

分在 0～40 分之间。得分在 20 分以上，强迫症状较明显。得分在 10 分以下，强迫症状不明显。总的说来，得分越高，表明个体越无法摆脱一些无意义的行为、思想和冲动，并可能表现出一些有认知障碍的行为征兆；得分越低，表明个体在此种症状上表现越不明显，没有出现强迫行为。

（3）人际关系敏感。包括 6、21、34、36、37、41、61、69、73 共 9 项。主要指某些人出现不自在与自卑感，特别是与其他人相比较时更加突出。在人际交往中的自卑感、心神不安、明显不自在，以及人际交流中的自我意识和消极的期待亦是这方面症状的典型原因。

该分量表的得分在 0～36 分之间。得分在 18 分以上，表明个体人际关系较为敏感，人际交往中自卑感较强，并伴有行为症状（如坐立不安、退缩等）。得分在 9 分以下，表明个体在人际关系上较为正常。总的说来，得分越高，个体在人际交往中表现的问题就越多，自卑、以自我为中心越突出，并且已表现出消极的期待；得分越低，个体在人际关系上越能应付自如，人际交流自信、胸有成竹，并抱有积极的期待。

（4）抑郁。包括 5、14、15、20、22、26、29、30、31、32、54、71、79 共 13 项。以苦闷的情感与心境为代表性症状，以生活兴趣的减退、动力缺乏、活力丧失等为特征。此外，还反映失望、悲观以及与抑郁相联系的认知和躯体方面的感受，包括有关死亡的思想和自杀观念。

该分量表的得分在 0～52 分之间。得分在 26 分以上，表明个体的抑郁程度较强，生活缺乏足够的兴趣，缺乏运动活力，在极端情况下，可能会有想死亡的思想和自杀的观念。得分在 13 分以下，表明个体抑郁程度较弱，生活态度乐观积极，充满活力，心境愉快。总的说来，得分越高，抑郁程度越明显；得分越低，抑郁程度越不明显。

（5）焦虑。包括 2、17、23、33、39、57、72、78、80、86 共 10 项。一般指那些烦躁、坐立不安、神经过敏、紧张，以及由此产生的躯体征象，如震颤等。测定游离不定的焦虑及惊恐的发作是本因子的主要内容。

（6）敌对。包括 11、24、63、67、74、81 共 6 项。主要从三方面来反映敌对的表现，即思想、感情及行为。其项目包括厌烦的感觉，摔物、争论，直到不可控制的脾气暴发等各方面。

该分量表的得分在 0～24 分之间。得分在 12 分以上，表明个体易表现出敌对的思想、情感和行为。得分在 6 分以下，表明个体容易表现出友好的思想、情感和行为。总的说来，得分越高，个体越容易出现敌对、好争论、脾气难以控制的现象；得分越低，个体的脾气越温和，待人友好、不喜欢争论、无破坏行为。

（7）恐怖。包括 25、47、50、70、75、82 共 7 项。恐惧的对象包括出门旅行、空旷场地、人群、公共场所和交通工具。此外，还有反映社交恐怖的一些项目。

该分量表的得分在 0～28 分之间。得分在 14 分以上，表明个体恐怖症状较为明显，常表现出社交、广场和人群恐惧。得分在 7 分以下，表明个体的恐怖症状不明显。总的说来，得分越高，个体越容易对一些场所和物体发生恐惧并伴有明显的躯体症状；得分越低，个体越不易产生恐怖心理，越能正常地进行交往和活动。

(8) 偏执。包括 8、18、43、68、76、83 共 6 项。该因子围绕偏执性思维的基本特征而制订，主要包括投射性思维、敌对、猜疑、关系观念、妄想、被动体验和夸大等。

该分量表的得分在 0～24 分之间。得分在 12 分以上，表明个体的偏执症状明显，较易出现猜疑和敌对现象。得分在 6 分以下，表明个体的偏执症状不明显。总的说来，得分越高，个体越易出现偏执现象，表现出投射性的思维和妄想；得分越低，个体思维越不易走极端。

(9) 精神病性。包括 7、16、35、62、77、84、85、87、88、90 共 10 项反映各式各样的急性症状和行为，以及限定不严的精神病性过程的指征。此外，也可以反映精神病性行为的继发征兆和分裂性生活方式的指征。

该分量表的得分在 0～40 分之间。得分在 20 分以上，表明个体的精神病性症状较为明显，得分在 10 分以下，表明个体的精神病性症状不明显。总的说来，得分越高，越多地表现出精神病性症状和行为；得分越低，就越少表现出这些症状和行为。

(10) 其他项目。19、44、59、60、64、66、89 共 7 个项目未归入任何因子。这些项目反映睡眠及饮食情况，分析时可将这 7 项作为附加项目或其他项目作为第 10 个因子来处理，以便使各因子分之和等于总分。国内心理学工作者已经建立了 18～29 岁 SCL－90 的参考常模，如表 4-33 所示。

表 4-33 SCL－90 中国人参考常模（18～29 岁）

项目	*X*±*SD*
躯体化	1.34±0.45
强迫	1.69±0.61
人际关系敏感	1.76±0.69
抑郁	1.57±0.61
焦虑	1.42±0.43

续表

项目	$X \pm SD$
敌意	1.50±0.57
恐惧	1.33±0.47
妄想	1.52±0.60
精神病性	1.36±0.47
阳性项目数	27.45±19.32

引自王家仲等，大学生体质健康理论［M］．北京：北京体育大学出版社，2007。

该常模给出了我国人群各种因子的平均数和标准差。如果某因子分数偏离常模团体平均数达到两个标准差（2SD）时，即认为心理异常。如果你的SCL-90总分超过160分，单项均分超过2分就应做进一步检查，标准分若大于200分，说明受试者有很明显的心理问题，应求助于心理咨询师，若大于250分则比较严重，需要做医学上的详细检查。

第五节 适应能力的测量与评价

适应能力是一个相当复杂的概念，适应能力包含的内容非常广泛，一方面包括人体内环境的改变，其中有正常生理性变化，由生物、化学致病因素引起的病理性改变，以及由心理因素引起的生理变化；另一方面，还包括对外环境的适应，如自然环境和社会环境等。对内外环境的适应能力进行评价也相当困难，目前比较公认的方式是采用自我评估。当个体认为对某种情况难以适应时，那么这种情况就会对其造成一定的压力甚至伤害，而这种情况对另外的人可能完全不是问题。

一、人体适应能力概述

应激（紧张性刺激）是指机体对那些可能引起机体内部平衡失调的外部刺激的反应。应激源又称紧张刺激因子，是引起身体紧张反应的因素。包括物理化学性应激源、生物性应激源、生理病理性应激源和心理社会性应激源4种。应激反应是应激源作用于身体时所产生的反应，包括生理反应、心理变化和行为改变。针对应激源的刺激产生了应激反应并逐步达到新的平衡即为适应。

（一）人体适应能力的定义

人体适应能力是指人维持身体与内外环境间平衡的能力，具体包括个体维持自身与其生存自然环境、社会环境及生理环境间协调的能力，以及最大限度地保持自身健康的能力。

定义有两层含义：一是人体对日常生活中自然、社会及生理病理的适应能力，是指个体与相对稳定的环境间的协调能力；二是当生存环境发生变化时，人体调节自身，努力与环境协调一致的能力。

（二）适应的特征

从理论上说，人类适应环境的良好结果是身心健康，但身心健康的标准具有不确定性和难以量化的特点，所以很多适应性研究都关注适应过程，适应过程的特征如下。

（1）适应是一个全身性的综合反应。

（2）心理反应是适应的中介过程，无论是什么样的应激源，都可以引起人相应的心理反应。

（3）适应能力具有明显的个体差异，同样的刺激对一个人构成应激，对另一个人可能不构成应激，或应激反应的水平不同。

（4）各种形式的适应均有主动适应和被动适应两个层面。

（5）适应都有一定的限度，这种限度的高低取决于人的体质状况、人格特征、教育程度和行为规范等因素。

二、应激与适应能力评价

（一）运动员心理应激量表

该量表由谭先明（2000）编制，量表可用于评价运动员的心理应激水平，适合于年龄在15周岁以上的专业运动员和大学生运动员。该量表包括6个维度，共45个条目，其中，人际关系含6个条目，运动受伤含6个条目，比赛失利含10个条目，比赛训练环境含6个条目，日常生活遭遇含10个条目，内外压力含7个条目。

（二）应激评价量表

该量表由薛云珍、梁宝勇（2009）编制，共包括28个项目6个维度，每个维度4个条目，另有4个项目属于应激性分量表。其中初级评价包括威胁性、挑战性、利害性3个维度，次级评价包括自控性、他控性、不可控性3个维度。

（三）运动员临场应激评价方式量表

邢建辉（1998）对《运动员临场应激评价方式量表》进行了信度和效度检验，该量表是澳大利亚心理学家 Mark. Hansel 在应激理论基础上，从挑战、威胁和伤害三个方面对运动员的应激评价方式进行设计，原设计包括挑战分量表4个条目、威胁分量表4个条目、伤害分量表4个条目。邢建辉（1998）通过对该量表的中文量表进一步修订和完善，用于简易测量中国运动员的临场应激评论方式。值得注意的是，由于该量表的8种应激情境中有5种针对比赛，因此，具体应用时要求运动员有一定的比赛经历，而对运动员临场应激评价方式的评价不能将问题得分简单相加，还应结合运动员的实际表现。

（四）中国大学生心理应激量表（CCSPSS）

依据应激源所涉及的活动领域，将全量表分成5个主要的维度，即学习、生活、社交、发展和家庭。根据应激源的性质，全量表还可以分成生活事件和日常生活琐事两个分量表。受试者报告在一年内所经历的生活事件与日常琐事，并评定它们各自的“性质”和“心理影响程度”，在性质一栏中，分为正性事情、负性事情和中性事情。要求受试者依据心理影响的强度和持续时间评定各类事情的心理影响程度，分为极小、较小、中度、较大、大、极大6个等级，分别记1分、2分、3分、4分、5分、6分。

（五）青少年生活事件量表（ ASLEC）

该量表由刘贤臣编制，包括人际关系、学习、压力、受惩罚、丧偶、健康适应及其他7个因子，统计指标包括发生频度和应激强度两个部分。

第五章　国民体质监控与测试的实施

国民体质监测工作是一项大规模的社会调查活动，也是一项浩大的工程，需要社会各部门和各领域的支持，尤其是体育部门和教育部门必须高度重视，扎实推进。因此，必须要有相应的政策、规定、措施作为保障与推手。

第一节　国民体质监测工作相关规定

随着体质监测工作逐步、广泛的开展，以国家体育总局、教育部牵头的行政主管部门在各个阶段都出台了一系列政策性、规定性、指导性文件，如图 5-1 所示，从各方面促进了国民体质监测工作的有序开展。

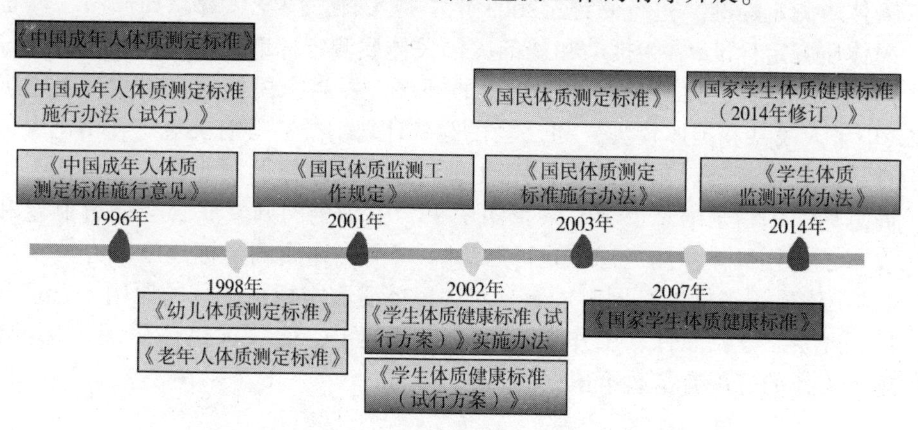

图 5-1　体质测定标准与体质监测工作规定历程图示

一、《中国成年人体质测定标准施行意见》

《中国成年人体质测定标准施行意见》共 27 条，提出“施行《中国成年体质测定标准》旨在通过对成年人进行体质测定，评定体质状况，检验体育锻炼效果，以增强体育意识，提高人民的生活质量，为社会发展服务”，对基本任务、工作原则、规划部署、检测员和检测站、有关管理、成年人体质监测系统等提出了全面的规定和意见，并把施行《中国成年人体质测定标准》工作的成效列入省（自治区、直辖市）的群体工作评比。

二、《国民体质监测工作规定》

2001年2月，国家体育总局、中华全国总工会、国家发展计划委员会、教育部、科技部、国家民委、民政部、财政部、农业部、卫生部、国家统计局印发了《国民体质监测工作规定》。这个规定共6章25条，包括总则、网络构建与职责、组织实施与物质保障、结果公布与资料保管、奖励和处罚、附则。这个规定对国民体质监测工作做出了全面的规范，尤其对监测网络、监测数据保管和处罚进行了相应规定。《国民体质监测工作规定》是国民体质监测的纲领性文件，也是工作的法规，国民体质监测的一切工作都要围绕这个规定进行。

三、《国民体质测定标准施行办法》

在2000年首次国民体质监测顺利结束后，通过对1996年版的《中国成年人体质测定标准》和1998年版试行的《幼儿体质测定标准》和《老年人体质测定标准》进行修订，2003年7月4日，国家体育总局颁布了《国民体质测定标准》。为推动和规范《国民体质测定标准》的施行工作，指导国民科学健身，促进全民健身活动的开展，提高全民族的身体素质，根据《中华人民共和国体育法》和《全民健身计划纲要》等有关规定，由国家体育总局、教育部、国家民委、民政部、劳动保障部、农业部、卫生部、工商总局、中华全国总工会、共青团中央、中华全国妇女联合会联合制定和发布了《国民体质测定标准施行办法》。《国民体质测定标准施行办法》与《国民体质测定标准》同时颁布，对国民体质测定标准施行的原则、管理部门、经费、建站条件、工作措施等进行了规定，使《国民体质测定标准》施行工作的开展有了政策依据。

第二节　国民体质监测系统

一、监测指标系统

监测指标体系是国民体质监测系统的基础。建立一套适用于监测、诊断和评价群体和个体体质的监测指标体系十分重要，因为它不仅能定期地反映出中国国民不同群体体质的现状和特征，为国家有关部门制定体育政策提供理论依据，而且还为每一个个体了解自身的体质状况提供准确的依据，为全民健身活动提供指导，同时还为我国全民健身、全民健康工作的深入开展打下坚实的理论基础。

监测指标系统是1996～1999年我国国民体质研究专家结合国内外多年来对不同群体国民体质的研究成果，通过文献研究、专家论证、实验研究，应用数理统计学原理与方法，筛选和确定一套完整的国民体质监测指标。在筛选指标的过程中必须严格遵循以下4个原则：

（1）全面性原则。体质是身体形态、生理机能、身体素质和心理适应方面综合的表现，要对群体和个体的体质水平进行评价，应根据以上几个方面全面综合地选取指标进行测定，从而进行科学的监测和评价。

（2）连续性原则。要充分考虑监测人群体质特征的共性和特性，使所确定的指标既能反映出国民体质的现状和时代特征，又能为国家长期观察和了解国民体质的发展趋势提供重要的参考依据。这就是说，指标体系中既要包含从儿童到老年都能贯穿使用的共性指标，又要包含符合各群体特点的特性指标。这样，从理论上和实践上都能保证今后的监测工作具有良好的系统性和连续性。

（3）可行性原则。在筛选指标时，既要高度重视指标的科学性和可靠性，又要充分考虑指标在实际测试过程中的可行性和可操作性。

（4）实效性原则。对监测指标的选择尽量做到少而精，充分考虑监测实施过程中的简便和实效。

从目前国内外体质研究的范畴看，大规模群体体质研究的内容主要包括三方面：体格发育水平、生理机能水平、身体素质（运动能力水平）。对心理状况和适应能力方面的研究还不多，尤其是缺乏能较好地反映心理状况和适应能力的定量化指标，故而在实际测试和监测过程中，较难选择到既有科学性又有操作性、简单易行的指标。为此，在选择监测指标时，将此问题留待今后研究中解决。总之，对学龄前儿童、儿童青少年、成年和老年4个群体监测指标的筛选和确定重点考虑体格发育、生理机能和身体素质。

了解受试个体和群体的体质现状，一般需要进行体质综合评价，以便获取各种有效信息，并使监测结果更加符合调查对象的特点。为了达到这一目的，在对初选指标进行筛选时，应对其“三性”进行检验。“三性”是指所选指标本身应具备如下三个特点。

（1）可靠性。测试中受技术因素和主观因素的影响较小，重复测量结果的一致性高。

（2）有效性。符合评价目的，能有效地反映出所要测量的某一体质特征的属性。

（3）客观性。测量的程序和方法科学规范，测量的结果能够被准确定量。

凡是能达到上述“三性”要求的指标，其所获得的测量数据不仅能反映个体差异，而且不同阶段的结果还能比较准确地反映出体质的动态变化特征。

简而言之，对监测指标的“三性”检验，实际上就是对各指标在初选过程中信度和效度的检验过程，它对指标体系的确立起着至关重要的作用，也是国民体质监测系统研究中一项重要的基础工作。

国民体质监测指标体系研究建立过程如下。

（1）确定学龄前儿童、儿童青少年、成年和老年 4 个群体体质监测，基本内容包括身体形态、生理机能、身体素质和运动能力三个方面。

（2）通过文献研究法收集反映 4 个群体体质特征的初选指标。如学龄前儿童有初选指标 34 项、老年人有 40 项。

（3）通过实验法收集学龄前儿童、老年人的数据；选择已有的儿童青少年、成年人数据。

（4）数理统计和理论分析，检验测试指标的“三性”。

（5）专家论证最终确定 4 个群体的体质监测指标，并纳入监测体系。其中学龄前儿童 14 项；大、中、小学学生 13 项；成年人 21 项；老年人 16 项（表 5-1）。

表 5-1　监测指标一览表

项目	测试指标	幼儿组（3～6 岁）	成年甲组（20～39 岁）	成年乙组（40～59 岁）	老年组（60～69 岁）
形态	身高	●	●	●	●
	坐高	●			
	体重	●	●	●	●
	胸围	●	●	●	●
	腰围		●	●	●
	臀围		●	●	●
	上臂部皮褶厚度	●	●	●	●
	腹部皮褶厚度	●	●	●	●
	肩胛部皮褶厚度	●	●	●	●

续表

项目	测试指标	幼儿组（3～6岁）	成年甲组（20～39岁）	成年乙组（40～59岁）	老年组（60～69岁）
机能	安静脉搏（心率）	●	●	●	●
	收缩压		●	●	●
	舒张压		●	●	●
	肺活量		●	●	●
	台阶试验		●	●	
素质	立定跳远	●			
	网球掷远	●			
	坐位体前屈	●	●	●	●
	10米折返跑	●			
	走平衡木	●			
	双脚连续跳	●			
	握力		●	●	●
	背力		●		
	纵跳		●		
	俯卧撑（男）		●		
	1分钟仰卧起坐（女）		●		
	闭眼单脚站立		●	●	●
	选择反应时		●	●	●

●表示该年龄组测试项目。

监测指标体系建立的技术路线如图5-2所示。

二、监测网络子系统

监测网络采取“三三”配置和布局，即三级监测网点和三级国民体质

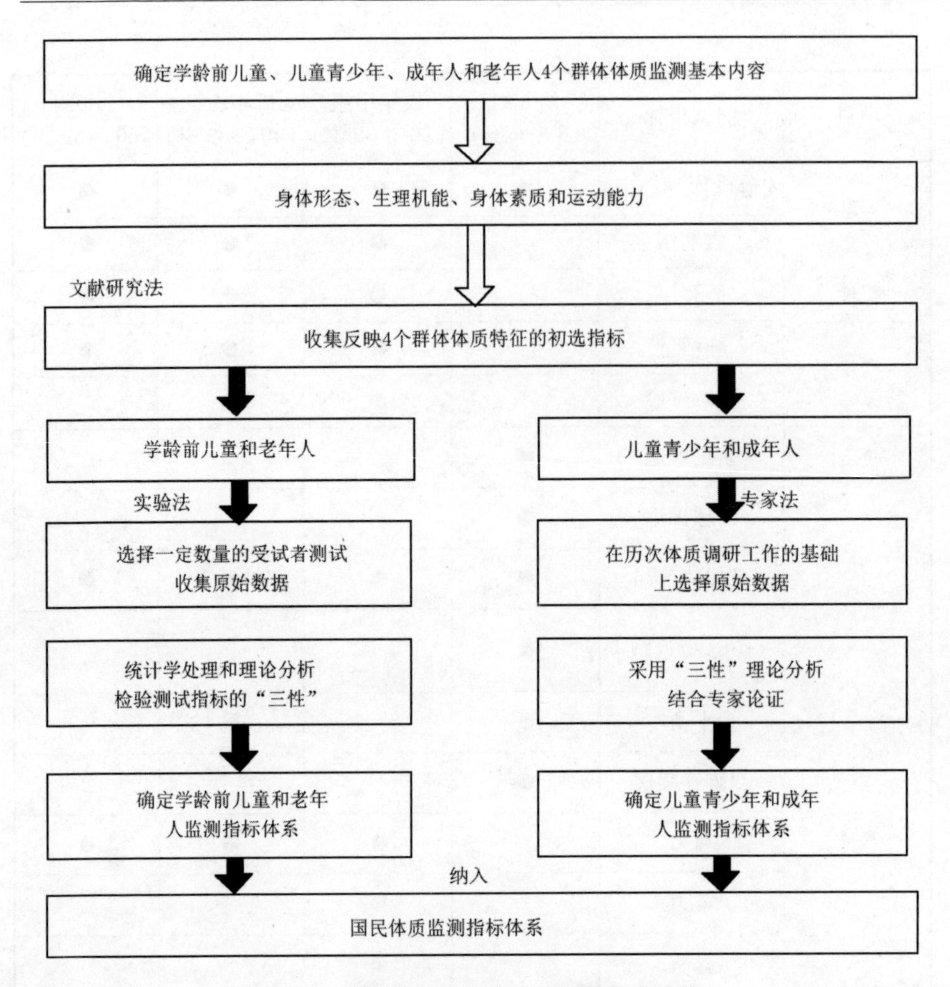

图 5-2 体质监测指标体系建立的技术路线

监测中心。

（一）监测网点布局的原则

合理选择监测网点并进行适当布局，是建立中国国民体质监测系统的重要内容之一，主要目的是保证监测样本的全国代表性、监测数据的可靠性等。在设计监测网点布局时遵循以下三个基本原则。

1. 抽选的样本能反映人群间的差异

从网点布局中抽出的样本，应能充分反映出我国人群中存在的三个重要差异。

（1）不同区域间表现出的人群体质特点、规律和差异，包括不同地理、不同气候、不同生态条件等。

(2) 居住在不同社会经济状况地区之间人群的体质特异点、规律和差异。

(3) 能较为准确地反映出以下4个监测群体在体质方面的主要差异和发展趋势。

学龄前儿童：主要反映家庭在社会经济、文化、教育水平的差异，以及这些差异对生长发育的影响。

儿童青少年：主要反映城乡差异、南北差异和民族差异。

成年人：主要反映不同行业、工种和职业以及不同生活环境间的差异。

老年人：主要反映不同生活水平、教育程度，以及不同职业特点、体育锻炼方式等导致的差异。

2. 选择网点地区时必须考虑国情

我国地域辽阔、人口众多，各地区间的差异较大。因此，确定国民体质监测网点布局时，应分阶段、逐步地扩大网点地区和监测范围，并将所有的省（自治区、直辖市）都作为一级网点。

3. 网点地区应具备一定的工作基础

工作基础包括以下5个方面。

(1) 当地体育行政部门和政府部门对国民体质监测工作支持，并有一定的投入。

(2) 拥有能保质保量完成监测任务的专业人才梯队。

(3) 当地人群随着生活水平的提高，开始或已经具有强烈的自我保健意识。

(4) 社区及相关单位的各种组织、设施、管理体制基本完善，能顺利组织、开展各种群众性的体育锻炼和保健活动，能顺利组织群众参加国民体质监测的测试。

(5) 通过实践，积累有一定数量的有关本地区人群体质状况的基础资料。这些基础资料不仅可用于对开展全民健身活动前后群众体质状况的比较，也能用于今后对各监测人群在体质方面的变化趋势等进行动态的分析和评价。如学龄前儿童和儿童青少年人群中的生长发育长期趋势、老年人在生理衰老过程中所发生的变化。

随着国民经济的飞速发展，国家和各省（自治区、直辖市）对国民体质监测的高度重视，监测网点布局在2000年第一次国民体质监测工作时已经基本形成，并在2005年、2010年、2014年的国家国民体质监测工作中沿用和进一步巩固。

（二）国家国民体质监测三级网点构成

国家国民体质监测三级网点是由监测网点第一级、监测网点第二级、监测网点第三级三部分构成的，如图 5-3 所示。

监测网点第一级：省（自治区、直辖市）国民体质监测点，抽样人数为 7200 人（幼儿 1600 人、成年人 4800 人、老年人 800 人），全国共计 223200 人。

监测网点第二级：市（州）国民体质监测点，根据社会经济水平分经济状况良好（省会城市）、经济状况较好市（州）、经济状况一般市（州）三个片区，随机整群抽样，抽样人数共为 2400 人。

监测网点第三级：选定的机关、学校、幼儿园、工厂、企业、农村等，不能随意变动。

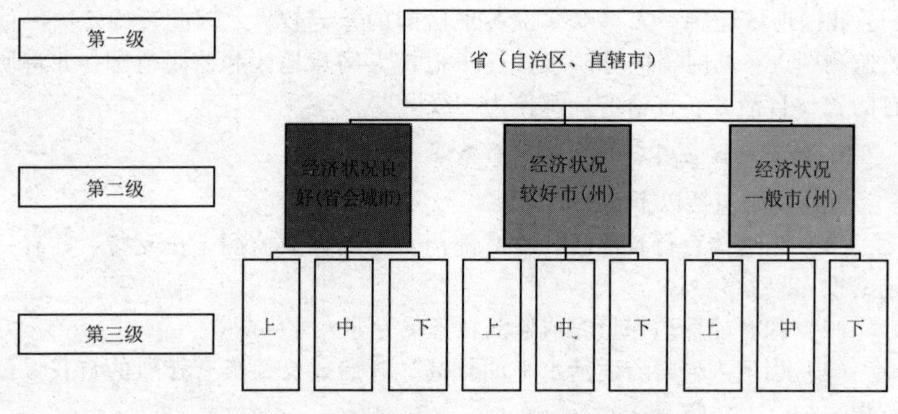

图 5-3　国家国民体质监测三级网点示意图

三、计算机管理子系统

建立国民体质监测系统需要涉及几十个省（自治区、直辖市），几十万样本，上千万的数据，如果用手工处理数据将要耗费巨大的人力、物力和时间，无法实现监测系统的许多要求。因此，建立计算机数据管理系统是非常必要的。例如，2014 年共抽取和测试 531849 人，其中，幼儿 50702 人、儿童青少年（学生）308725 人、成年人 146703 人、老年人 25719 人，获得有效数据超过 2000 万个，涉及 31 个省（自治区、直辖市）的 2904 个机关单位、企事业单位学校、幼儿园和行政村。

建立计算机数据管理系统可以快速地完成数据的储存、查询、编辑、打印、统计、评价等功能，为国民体质监测工作的顺利实施提供必要条件。

计算机数据管理系统要求操作简便、运行速度快、功能齐全，能够实现的功能包括对体质监测原始数据的录入、查询、编辑修改、存储、打印，对体质监测数据的校验，对体质监测数据快速统计和打印，体质评价。计算机数据管理流程与模块如图5-4所示。

计算机数据管理系统由学龄前儿童组、儿童青少年组、成年组和老年组4部分组成，4个部分相对独立，处理数据的方法和操作过程完全一致。

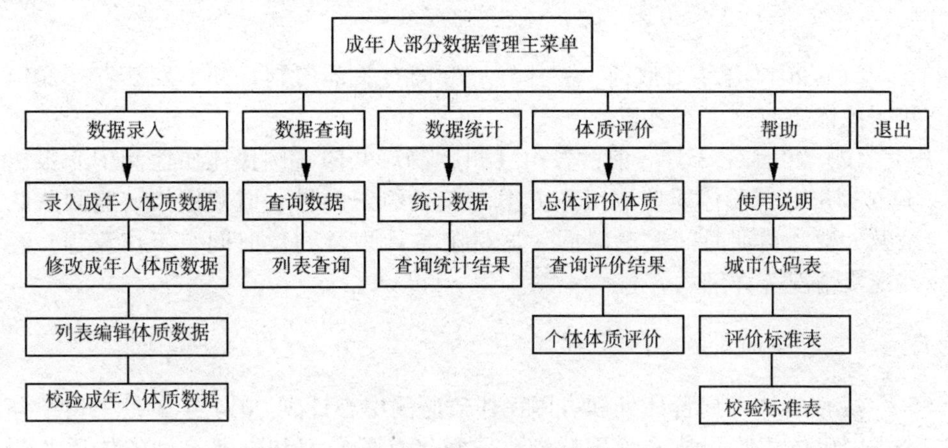

图5-4　计算机数据管理流程与模块示意图

第三节　国民体质监测工作方案

国民体质监测工作方案是本级体育行政部门会同教育部、卫生部、科技部、国家民委、民政部、财政部、农业部、国家统计局、中华全国总工会联合制订的。工作方案是为确保监测工作的顺利实施，并达到预期目的而制定的规定和计划。它对监测对象与抽样、监测内容、监测经费、监测器材、工作步骤、工作要求都做出具体的部署，以保证全国（或本地区）一盘棋，步调统一。工作方案大体上会保持一贯性，但也会根据每次监测工作的具体情况进行部分修改制定，它与监测工作细则和监测数据录入软件共同成为每次体质监测工作实施的最重要工作文件。

全国国民体质监测工作每5年进行一次，一次监测从准备到测试完成，再到完成监测报告，国家层面需要3年左右时间，各省（自治区、直辖市）需要2～3年时间。各省（自治区、直辖市）必须按照全国的统一步骤进行。工作步骤是工作方案中的重点。

下面以某省（2014年）第四次国民体质监测工作步骤为例，简述一个监测周期的工作步骤。该省体育局计划在配合国家国民体质监测完成本省三个国家监测点工作的同时，开展全省国民体质监测。在制定本地区工作方案前，省体育局派人参加2013年底全国国民体质监测培训班培训，并获得第四次国家国民体质监测工作方案和工作手册。

一、准备阶段

（一）制订工作方案

（1）2014年1月底前，省体育局会同有关部门制订并下发某省《2014年国民体质监测工作方案》。

（2）2014年3月底前，各市（州）制订并向省国民体质监测中心报送本市（州）国民体质监测工作方案（包括组织领导、监测网络、监测队队数及人数、培训时间监测时间、器材配备计划及到位时间、工作流程、经费落实情况等详细内容）。

（二）培训人员

（1）省体育局群体处和省国民体质监测中心计划2014年3月中旬举办全省国民体质监测技术骨干培训班，聘请有关专家和学者培训省体质监测人员。

（2）培训教材使用总局编写的《2014年国民体质监测工作手册》，主要内容包括工作方案、检测方法、质量控制方法、器材使用方法等。

（3）参加培训的人员须参加理论与测试操作考核，合格者颁发2014年国民体测测试人员培训合格证书。

（4）各市（州）也应在2014年4月底前组织相应的培训，严格按要求培训一支业务精湛、技术娴熟的测试队伍。

二、测试阶段

（1）各市（州）可根据本地区的气候等情况，在此期间内自行确定测试时间。测试自开始之日起，须在3个月内完成本市（州）所承担的监测任务，国家监测点须在2个月内完成所承担的监测任务。

（2）省体育局和国民体质监测中心根据各市（州）的测试时间，将组织人员在测试现场进行质量监控及检查、督导工作。

（3）国家监测点测试进度随时向国家国民体质监测中心汇报。

三、数据处理阶段

(1) 2014 年 9 月底前，国家监测点将数据登录书及监测工作总结报送省国民体质监测中心。省国民体质监测中心将汇总国家监测点的数据登录书报送国家国民体质监测中心。

(2) 2014 年 9～11 月，各市（州）整理数据登录书、录入数据、撰写监测工作总结。

(3) 2014 年 12 月底前，各市（州）将数据连同监测卡片及监测工作总结报送省国民体质监测中心。

(4) 2015 年 1 月底前，省国民体质监测中心完成全省监测数据的检查验收统计，并将结果报送省体育局和省统计局。

四、总结阶段

(1) 2015 年 2～8 月，省国民体质监测中心组织撰写《某省 2014 年国民体质监测公报》。

(2) 2015 年 9 月底前，省体育局会同有关部门召开监测结果发布会。

(3) 2015 年 9 月～2016 年 1 月，省国民体质监测中心组织撰写、出版《某省 2014 年国民体质监测报告》。

(4) 2016 年 2～7 月，省国民体质监测中心组织撰写、出版《某省 2014 年国民体质监测研究报告》。

国民体质监测必须按照国家、省（自治区、直辖市）的统一安排进行，工作内容、工作步骤、时间节点要与上一级监测中心同步。省级单位的国民体质监测实施流程如图 5-5 所示。

第四节　国民体质监测工作细则

一、测试前的准备工作

（一）测试队组建

1. 测试队构成

各省（自治区、直辖市）根据监测工作实际需要，组建若干测试队，各测试队尽量做到人员稳定、专业结构合理。各测试队需要填写体质监测测试队员登记表。按照测试指标、测试仪器、测试人员“三固定”原则进

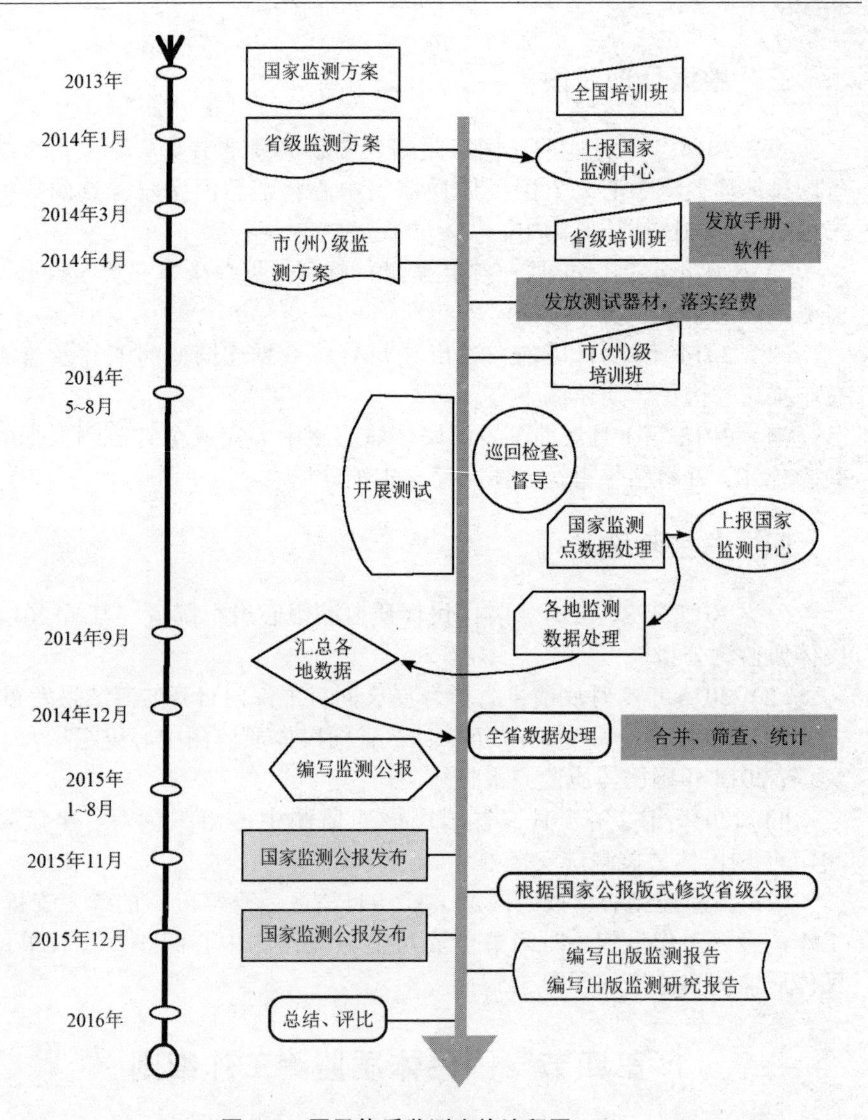

图 5-5 国民体质监测实施流程图

行分工，测试人员须持有国民体质监测测试人员培训合格证书方能上岗。测试队至少由 15 人组成（女性至少 3 名），其中包括内容如下。

（1）队长 1 名，负责全队的组织、协调、测试和验收等工作。

（2）测试人员 10 名，分为形态、机能和素质三个组，各组承担相应的测试任务，体重、围度和厚度指标应由同性别测试人员进行测试。

（3）检验人员 1 名，负责检测误差检验和数据登录书验收。

（4）问卷调查填写人员 2 名，负责填写问卷调查表。

（5）专业医务人员 1 名，负责测试现场的医务保障工作，确保发生意外伤害事故时能够及时进行处理，同时负责血压和安静脉搏的测试工作。

2. 人员培训

（1）培训方式。人员培训实行三级培训，即由国家级、省（自治区、直辖市）级和市（州）级，自上而下进行培训。各省（自治区、直辖市）级监测中心的技术骨干由国家体育总局、国家国民体质监测中心组织培训，考试合格者颁发国民体质监测测试人员培训合格证书；其他测试技术人员由省（自治区、直辖市）级或市（州）级国民体质监测中心组织培训，培训教师由参加过国家级国民体质监测培训，并持有合格证书者担任。

（2）培训教材。培训教材使用国家体育总局、国家国民体质监测中心编写的《国民体质监测工作手册》（图 5-6），其主要内容包括工作方案、检测方法、质量控制方法、器材使用方法等。

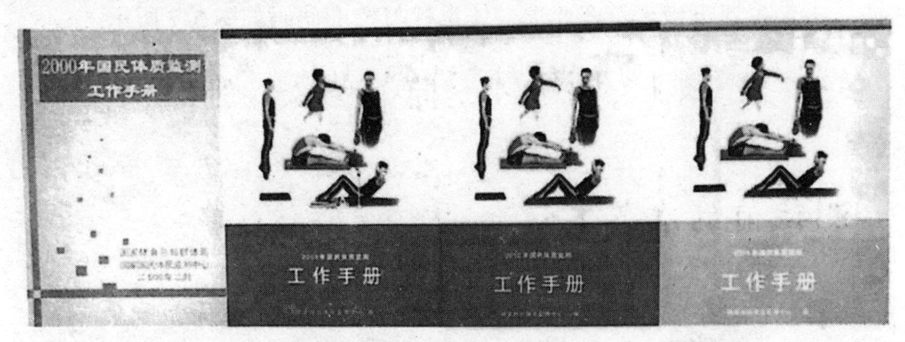

图 5-6　2000～2014 年国民体质监测工作手册式样

（3）考核方式。考核方式包括理论考试与测试操作考核两部分。其中，理论考试采取闭卷形式，试题从国民体质监测培训考试题库中随机抽取，考试时间 100 分钟；测试操作考核采取每人随机抽测 4～6 个检测指标的形式进行。理论考试与测试操作考核均合格者，颁发国民体质检测测试人员培训合格证书。

（二）质量控制的准备

国家国民体质监测中采用了“质量控制网络系统”平台，对全国各监测点的数据采集过程的质量和进度进行跟踪，各省（自治区、直辖市）国民体质监测中心应抽调专门人员作为质量监督员，并配备相应工作设备（便携式电脑、上网卡），负责国家监测点的测试质量控制，并使用“质量控制网络系统”上报相关数据等。

（三）器材准备

必须使用由国家体育总局统一配发的国民体质监测成套器材。器材使用前须由专业技术人员按照使用要求进行安装、调试和校验，确保测试仪器能正常使用，同时测试人员必须熟练掌握仪器的使用方法。器件的校验方法如下。

（1）身高计。打开电源开关，待仪器进入正常工作状态后，使用150厘米长的标准钢尺进行校验。将钢尺的“0”点放在身高计的底板上，并使钢尺紧靠身高计立柱；然后，将身高计水平板向下滑动至钢尺上端，比较身高计的测试数值与钢尺的额定长度，误差不超过0.1厘米为符合要求。

（2）体重秤。打开电源开关，待仪器进入正常工作状态后，将备用的10千克、20千克、30千克重的标准砝码或等重标定物分别放置在体重计的量盘上，如果显屏上显示的数值与砝码重量相同，表示仪器准确；再将备用的100克重的标准砝码加到量盘上，如果显示屏上显示的数值增加了0.1千克，表示仪器灵敏度符合要求。体重秤与校准砝码如图5-7所示。

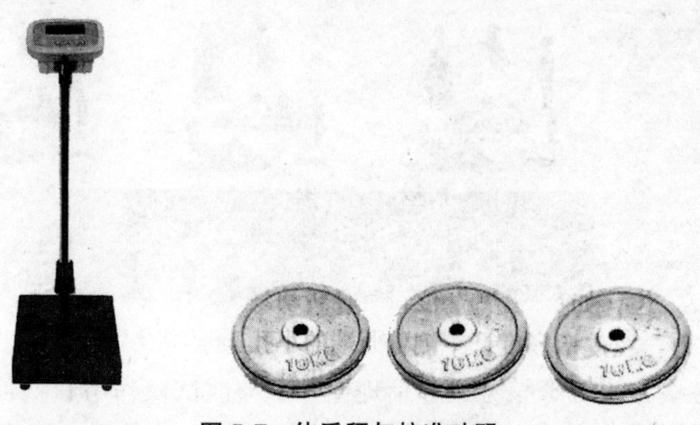

图5-7 体重秤与校准砝码

（3）肺活量计。打开电源开关，待仪器进入正常工作状态后，使用2000毫升容量的气体容积测量器（作为校标）对肺活量计进行校验。先拉动测量器的活塞到最大刻度，再将测量器的出气口与肺活量的进气口紧密连接，然后，缓慢地推动活塞将测量器内的气体全部注入肺活量计中。如果肺活量计的刻度值在2000±40毫升区间内，表明肺活量计符合要求（图5-8）。

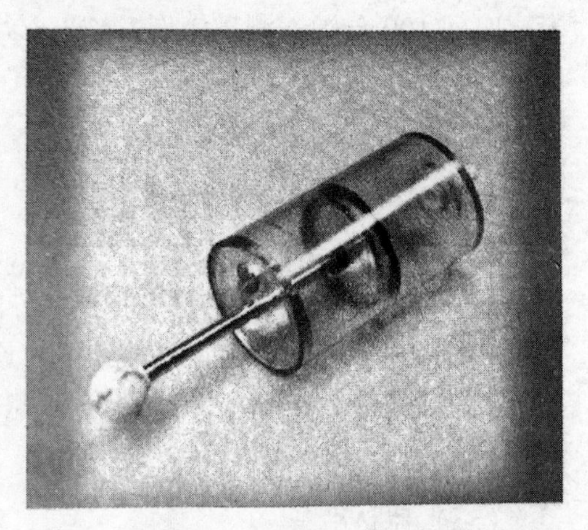

图5-8 肺活量计的校验

（4）尼龙带尺。使用标准钢尺

与尼龙带尺对比，如果每米误差不超过 0.2 厘米，表明带尺准确，符合要求。

二、测试工作

（一）问卷调查

问卷调查是每个受试者在监测现场做的第一个事项，问卷调查的内容印制在数据登录书内，在进行体质测试前需独立填写完成。具体内容和内容要点解析参见《2014 年国民体质监测工作手册》。

问卷调查的目的是结合客观的体质测试考察个体和群体的意识、行为及其影响因素。

问卷调查属于纯社会学调查，将体质测试与社会环境和个体的日常行为，尤其是体力活动、体育锻炼行为联系起来，更全面、细致、深入地分析体质形成的影响因素，分析社会变迁造成的体质变化。现代社会随着经济、科技的发展，劳动和工作形式、日常生活行为等发生了根本性改变，诸多因素致使人们的体力活动急剧下降，静态生活时间显著增加，身体形态增长，尤其是超重、肥胖日渐严重，身体素质难以保持。通过问卷调查可在一定程度上了解人们目前工作、生活、休闲、锻炼等行为的特征，结合体质测试数据进行分析研究，达到宣传、提倡、鼓励有利于增强体质、促进健康的良好行为的目的。将社会因素与体质数据结合分析是国内外有关研究的新思路、新途径。

（二）监测指标的测试方法

全身骨骼和主要骨性标志（图 5-9）可作为测量定点的参照。形态、机能素质指标测试方法见本书后面。

（三）检测流程

测试按机能类指标（脉搏、血压和肺活量）→形态类指标→素质类指标→台阶试验的顺序进行，即先静态后脉搏、血压、肺活量动态，先易后难。如果上述流程确有困难，在形态类指标确保先完成脉搏、血压测试的前提下，形态、机能和素质类指标可交叉进行，但台阶试验必须安排在最后进行。测试完毕后，数据登录书由检验员统一收回，进行检验。

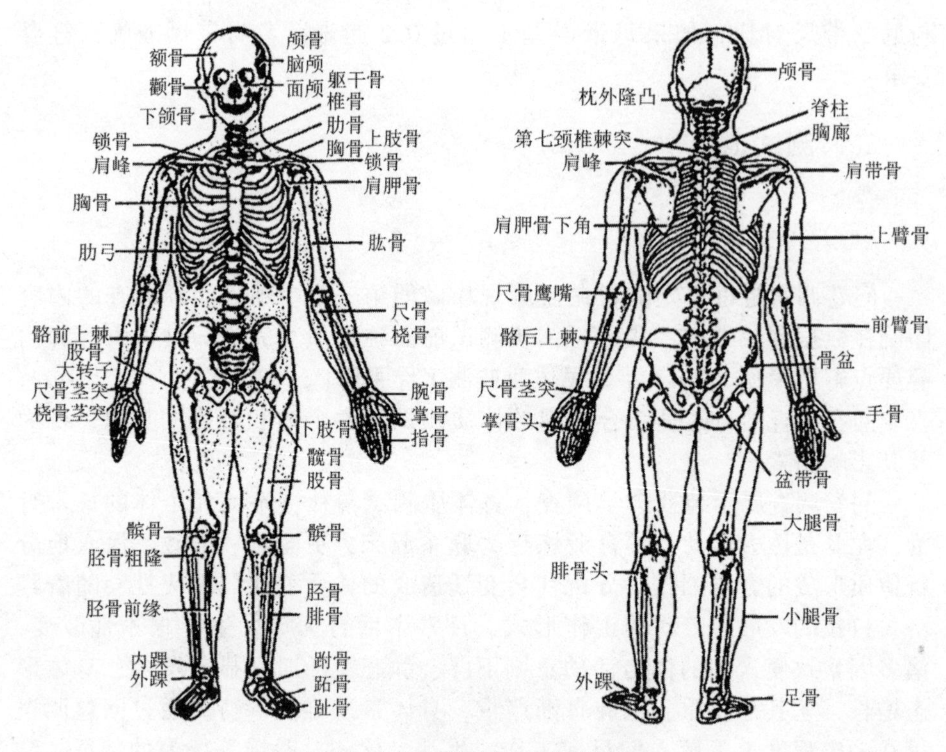

图 5-9 全身骨骼和主要骨性标志

三、测试后的数据录入及验收工作

（一）数据登录书的验收

数据登录书的验收包括以下两方面内容。

（1）确认数据登录书是否合格。一本数据登录书如果出现一项分类编码或三个数据项缺失，即为不合格数据登录书，应及时补测，否则应予以剔除。

（2）填写数据登录书分类记录表。各监测点、县（区）、市（州）、省（自治区直辖市）均须分别填写（表 5-2）。若样本量不足须及时补充。

表 5-2 数据登录书分类汇总表

年龄(岁) 性别	城镇			乡村			合计			备注
	男	女	合计	男	女	合计	男	女	合计	
3										

续表

年龄(岁) 性别	城镇			乡村			合计			备注
	男	女	合计	男	女	合计	男	女	合计	
4										
5										
6										
合计										
20～24										
25～29										
30～34										
35～39										
合计										
40～44										
45～50										
50～54										
55～59										
合计										
60～64										
65～69										
合计										
总计										

（二）数据录入

数据录入采用双重录入方法，并由计算机进行自行比对。数据录入软件使用方法在此省略。数据录入的出错率控制在0.5‰以下。对出错的数据及时复核，如超过0.5‰，则应停止该录入人员的录入工作。待培训合格后再上岗，并将其录入的数据删除，重新录入。

（三）数据验收

数据验收包括以下内容。

（1）读操作检验。依照数据登录书验收中的方法与要求，对数据登录书及其相应的数据库中的数据进行两人逐项比对。若两者数据不一致，则按数据登录书修改数据库。

（2）逻辑检验。编制逻辑程序，由计算机将超过复测范围上下限的数据打印出来。检验人员将这些可疑数据与原数据登录书进行核对，对超出复测范围参考表的数据需进行逻辑推理，排除疑点，实在无法判断时，应将其剔除。

第五节　国民体质监测抽样研究

一、国家层面监测对象与抽样

（一）监测对象

国民体质监测对象为 3 ～ 69 周岁的中国国民，分为幼儿（3 ～ 6 岁）、儿童青少年（学生）（7 ～ 22 岁）、成年人（20 ～ 59 岁）和老年人（60 ～ 69 岁）4 个年龄段。

（二）类别与样本量

1. 幼儿

幼儿分为城镇幼儿、农村幼儿两种人群，按性别分为 4 类样本。以每岁为一组，4 类样本共计 16 个年龄组。每个省（自治区、直辖市）、每一年龄组抽样 100 人，总样本量 1600 人。

城镇幼儿是指父母拥有非农业户口，本人生活在城镇的幼儿；农村幼儿是指父母拥有农业户口，本人生活在农村的幼儿。

2. 学生

汉族学生：7 ～ 22 岁汉族学生按城、乡、男、女分为 4 类，每岁一组，共 64 年龄组。7 ～ 18 岁学生每片每类每个年龄组样本含量为 50 人（好、中、差三个片）；19 ～ 22 岁学生每类每个年龄组样本含量为 100 人（不分片）。每省样本总量少数民族学生：7 ～ 18 岁的蒙古族、回族、维吾尔族、壮族、朝鲜族学生按城、乡、男、女分为 4 类，每岁一组，共 48 个年龄组。

其他少数民族 7～18 岁学生按男、女分为 2 类，每岁一组，共 24 个年龄组。7～18 岁学生每类每个年龄组样本含量为 100 人。2014 年少数民族学生体质与健康调研样本见表 5-3。

表 5-3 2014 年少数民族学生体质与健康调研样本表

省（自治区）	调研民族	组数	样本含量（人）
吉林省	朝鲜族	48	4800
内蒙古自治区	蒙古族	48	4800
海南省	黎族	24	2400
湖南省	土家族	24	2400
广西壮族自治区	壮族、瑶族	48+24	7200
四川省	彝族、羌族	24×2	4800
贵州省	苗族、布依族、侗族、水族	24×4	9600
云南省	白族、哈尼族、傣族、傈僳族、佤族、纳西族	24×6	14400
宁夏回族自治区	回族	48	4800
甘肃省	东乡族	24	2400
新疆维吾尔自治区	维吾尔族、哈萨克族、柯尔克孜族	48+24×2	9600
青海省	土族、撒拉族	24×2	4800
西藏自治区	藏族	24	2400
总计	26 个民族	744	74400

当 12 岁样本量不足时，可从附近小学或中学的学生中补足，但必须按小学检测项目要求进行检测。当 18 岁样本量不足时，可从附近中学、中等职业学校、高校的学生中补足，但必须按中学检测项目要求进行检测。上述样本均需要选择本地户籍的学生。

3. 成年人

成年人分为农民、城镇体力劳动者和城镇非体力劳动者三种人群，按性别分为6类样本。每5岁为一个年龄组（20～24岁、25～29岁、30～34岁、35～39岁、40～44岁、45～49岁、50～54岁、55～59岁），6类样本共计48个年龄组。

4. 老年人

老年人分为城镇老年人、农村老年人两种人群，按性别分为4类样本量。每5岁为一个年龄组（60～64岁、65～69岁），4类样本共计8个年龄组。每个省（自治区、直辖市）每一年龄组抽样100人，总样本量为800人。

城镇老年人是指拥有非农业户口，本人生活在城镇的老年人；农村老年人是拥有农业户口，本人生活在农村的老年人。

二、省级、市级层面体质监测抽样

（一）省级国民体质监测

以四川省2014年国民体质监测为例。

1. 类别与样本量

（1）幼儿。与国家层面幼儿的类别相同，每个市（州）每一年龄组抽样50人，总样本量为800人。全省幼儿总样本量为16800人。

（2）成年人。与国家层面成年人的类别相同，每个市（州）每一年龄组抽样50人，总样本量为2400人。全省成年人总样本量为50400人。

（3）老年人。与国家层面老年人的类别相同，每个市（州）每一年龄组抽样50人，总样本量为400人。全省老年人总样本量为8400人。

各市（州）幼儿、成年人和老年人样本总量为3600人，全省幼儿、成年人和老年人总样本量为75600人。

2. 抽样原则

采取分层随机整群抽样原则抽取监测对象。

四川省国民体质监测工作从2000年开始，除了完成国家抽样点（成都、自贡、广元）样本量采集，还将全省另外18个市（州）纳入四川省国民体质监测体系，国家抽样点除了完成国家抽样任务，还需要完成四川省国民体质监测抽样任务。表5-4为四川省国民体质监测抽样市（州）一览表，表5-5为每个市（州）体质监测样本量分布。

表 5-4　四川省国民体质监测抽样市（州）一览表

行政区划代码	市（州）
01	成都
03	自贡
04	攀枝花
05	泸州
06	德阳
07	绵阳
08	广元
09	遂宁
10	内江
11	乐山
13	南充
14	眉山
15	宜宾
16	广安
17	达州
18	雅安
19	巴中
20	资阳
32	阿坝州
33	甘孜州
34	凉山州

表 5-5　市（州）体质监测样本量分布

年龄组	年龄（岁）	性别	城镇体力劳动者（人）	城镇非体力劳动者（人）	城镇（人）	乡村（人）	样本量合计（人）
幼儿	3	男	—	—	50	50	100
		女	—	—	50	50	100
	4	男	—	—	50	50	100
		女	—	—	50	50	100
	5	男	—	—	50	50	100
		女	—	—	50	50	100
	6	男	—	—	50	50	100
		女	—	—	50	50	100
合计			—	—	400	400	800
成年甲组	20～24	男	50	50	—	50	150
		女	50	50	—	50	150
	25～29	男	50	50	—	50	150
		女	50	50	—	50	150
	30～34	男	50	50	—	50	150
		女	50	50	—	50	150
	35～39	男	50	50	—	50	150
		女	50	50	—	50	150
合计			400	400	—	400	1200
成年乙组	40～44	男			—	50	150
		女			—	50	150
	45～49	男			—	50	150
		女			—	50	150
	50～54	男			—	50	150
		女			—	50	150
	55～59	男			—	50	150
		女			—	50	150

续表

年龄组	年龄（岁）	性别	城镇体力劳动者（人）	城镇非体力劳动者（人）	城镇（人）	乡村（人）	样本量合计（人）
合计					—	400	1200
老年组	60～64	男	—	—	50	50	100
		女	—	—	50	50	100
	65～69	男	—	—	50	50	100
		女	—	—	50	50	100
合计			—	—	200	200	400
总计							3600

（二）市级国民体质监测

以成都市 2014 年国民体质监测为例。

1．监测对象

同四川省国民体质监测对象。

2．类别与样本量

类别与国家层面各监测对象的类别相同。

（1）幼儿 4 类样本共计 16 个年龄组。每个区（市、县）每一年龄组抽样 45 人，总样本量为 720 人。全市幼儿总样本量为 14400 人。

（2）成年人 6 类样本共计 48 个年龄组。每个区（市、县）每一年龄组抽样 45 人，总样本量为 2120 人。全市成年人总样本量为 43200 人。

（3）老年人 4 类共计 8 个年龄组。每个区（市、县）每一年龄组抽样 45 人，总样本量为 360 人。全市老年人总样本量为 7200 人。

各区（市、县）幼儿、成年人和老年人样本总量为 3240 人，全市幼儿、成年人和老年人总样本量为 64800 人。

3．抽样原则

采取随机整群抽样原则抽取监测对象。表 5-6 为成都市国民体质监测区（市、县）列表，表 5-7 为成都市每个区（市、县）抽样样本量的分布。

表 5-6　成都市国民体质监测抽样区

行政区划代码	区（县）
510104	锦江区
510105	青羊区
510106	金牛区
510107	武侯区
510108	成华区
510112	龙泉驿区
510113	青白江区
510114	新都区
510115	温江区
510121	金堂县
510124	双流区
510129	郫县
510131	大邑县
510132	浦江县
510181	新津县
510182	都江堰市
510183	彭州市
510184	邛崃市
510130	崇州市
510132	新津县

表 5-7　区（县）体质监测样本量分布

年龄组	年龄（岁）	性别	城镇体力劳动者（人）	城镇非体力劳动者（人）	城镇（人）	乡村（人）	样本量合计（人）
幼儿	3	男	—	—	45	45	90
		女	—	—	45	45	90
	4	男	—	—	45	45	90
		女	—	—	45	45	90
	5	男	—	—	45	45	90
		女	—	—	45	45	90
	6	男	—	—	45	45	90
		女	—	—	45	45	90
合计			—	—	360	360	720
成年甲组	20～24	男	45	45	—	45	135
		女	45	45	—	45	135
	25～29	男	45	45	—	45	135
		女	45	45	—	45	135
	30～34	男	45	45	—	45	135
		女	45	45	—	45	135
	35～39	男	45	45	—	45	135
		女	45	45	—	45	135
合计			360	360	—	360	1080
成年乙组	40～44	男	45	45	—	45	135
		女	45	45	—	45	135
	45～49	男	45	45	—	45	135
		女	45	45	—	45	135
	50～54	男	45	45	—	45	135
		女	45	45	—	45	135
	55～59	男	45	45	—	45	135
		女	45	45	—	45	135

续表

年龄组	年龄（岁）	性别	城镇体力劳动者（人）	城镇非体力劳动者（人）	城镇（人）	乡村（人）	样本量合计（人）
合计			360	360	—	360	1080
老年组	60～64	男	—	—	45	45	90
		女	—	—	45	45	90
	65～69	男	—	—	45	45	90
		女	—	—	45	45	90
合计			—	—	180	180	360
总计							3240

（三）关于抽样方法

国民体质监测属于大样本的调查，类似于医学的流行病学调查和大型的社会学调查，涉及地区多、人群多、分层多（如年龄、性别、城乡），既要节约时间和经费，又要减少误差，因此必须采用符合国际惯例和统计学原则的抽样方法。

1. 随机抽样

随机抽样是实验或调查最常见的抽样方法，它的主要特征是随机从总体中逐个抽取样本量，其优点是操作简便易行，缺点是总体过大不易实施。随机抽样常采取抽签法、随机数法来进行。

（1）抽签法。抽签法是把总体中的 N 个个体进行编号，把号码写在号签上，将号签放在一个容器中，搅拌均匀后，每次从中抽取一个号签，连续抽取 n 次就得到一个容量 n 的样本。

（2）随机数法。随机抽样中，另一个经常被采用的方法是随机数法，即利用随机数表、随机数骰子或计算机产生的随机数进行抽样。

2. 系统抽样

当总体中的个数较多时，采用简单随机抽样较为费事。这时，可将总体分为均衡的几个部分，然后按照预先定出的规则，从每一部分抽取一个个体，得到所需要的样本，这种抽样就叫作系统抽样。

我国国民体质监测工作在全国范围同时开展，由于涉及范围广、样本量层级复杂等客观因素，如果只采用单一的抽样方法，无法保证样本量的代表性和科学性，经过专家论证以及实验，最后确定采用多种抽样方法混合的分层随机整群抽样方法，尽可能地减小由于抽样造成的误差。

2000 年，我国第一次在全国范围进行国民体质监测工作，在借鉴其他领域全国类似调查工作的基础上，结合国民体质监测特点，最终确定在 31 个省（自治区、直辖市）同时开展，每个省（自治区、直辖市）选择三个城市（直辖市选择 6 个区）作为抽样城市，城市选择标准主要考虑经济状况，分为经济良好城市、经济较好城市、经济一般城市。例如，四川省国家国民体质监测抽样城市分别为成都（经济良好城市）、自贡（经济较好城市）和广元（经济一般城市）。为了保证数据的连续性，从 2000 年第一次国民体质监测工作开始到 2014 年第四次国民体质监测，各省（自治区、直辖市）均固定在三个城市进行抽样，三个城市内的抽样区县以及每个抽样区县的抽样点也基本固定。

（四）关于国民体质监测抽样框的思考

1. 现有抽样框的局限

第一次全国国民体质监测工作于 2000 年在全国范围内展开，按照监测的规定，确定每省（自治区、直辖市）的三个城市为国家监测点，从这三个城市中抽取样本量开展监测工作。国民体质监测工作手册中对于监测样本量有着明确的规定，幼儿、成年人和老年人每一年龄组均抽样 100 人，每个监测城市抽样样本量均为 2400 人，三个监测城市抽样总人数为 7200 人，作为该省（自治区、直辖市）的代表样本上报国家。影响抽样误差最重要的两个因素：①观测对象内部的变异水平，一般用标准差的离散统计量反映，变异水平越高，标准差越大，产生抽样误差的可能性越大；②样本量越小，产生抽样误差的可能性越大。由于对象变异水平低是客观存在的，不能加以控制，所以要尽量减小抽样误差，样本量的大小成为至关重要的控制因素。

2. 对不同抽样框的模拟研究

作者曾以四川省三次（2000 年、2005 年和 2010 年）国民体质监测中 20～59 岁和 60～69 岁人群作为主要研究对象，以 21 市（州）作为研究层面，选取体质达标率、代表性体质单指标等作为体质数据分析指标，考虑地域和经济状况，将研究对象分为 5 组不同抽样框，分别为总体［四川省 21 市（州）总体数据］、国家点（四川省 3 个国家监测点：成都、自贡、广元）、7 监测点［3 个国家监测点+四川省 4 个市（州）］、12 监测点［7 监测点+5 个市（州）］；18 监测点［除去国家 3 个监测点剩余 18 个市

（州）数据]，对不同抽样框各项体质指标进行对比分析。

表5-8数据显示，2000年不同抽样框成年人达标率差距较小。2005年，随着抽样框中监测城市的增多，达标率逐渐下降。而2010年，各抽样框成年人达标率之间差异各有不同，其中，12监测点达标率与四川省总体达标率均值最为接近。

表5-8　2000年、2005年和2010年不同抽样框成年人达标率比较（单位：%）

抽样框	2000年	2005年	2010年
国家点	85.80	91.50	84.80
7监测点	83.00	87.70	84.60
12监测点	84.30	85.20	81.40
18监测点	83.10	81.20	80.30
总体	83.70	83.20	81.00

表5-9数据显示，2005年和2010年国家老年人达标率与四川省总体达标率差值最大，2005年7监测点与四川省总体达标率均值最为接近，而2010年12监测点与四川省总体达标率均值最为接近。

表5-9　2000年、2005年和2010年不同抽样框老年人达标率比较（单位：%）

抽样框	2000年	2005年	2010年
国家点	80.30	86.20	84.20
7监测点	78.00	82.20	77.80
12监测点	79.20	80.00	74.40
18监测点	81.50	81.90	73.80
总体	81.30	82.70	75.40

不同抽样框人群达标率比较发现，幼儿人群各抽样框达标率差异较小。而成年人和老年人各抽样框达标率差异较大，且发现抽样框中覆盖监测城市越多，其达标率与四川省总体结果越接近。

第六节 国民体质监测质量控制系统

一、国民体质监测质量控制的意义

所谓的质量控制就是指为达到质量要求所采取的作业技术和活动，也就是说，质量控制是为了通过监视质量形成过程，消除质量环上所有阶段引起不合格或不满意效果的因素，以达到质量要求，获取工作效益而采用的各种质量作业技术和活动。

实施国民体质监测质量控制就是要保障国民体质监测在数据采集上的真实性、准确性、客观性和完整性，在数据整理以及数据筛查中的科学性、合理性，使国民体质监测最大限度地真实、准确地反映国民体质水平。因此，数据采集上应做到以下几点。

（1）真实性。受试者真实地参加了测试，数据是真实的。

（2）准确性。采用统一的仪器，规范的测试，测试数据准确无误。

（3）客观性。受试者认真努力参加测试、配合测试，测试数据客观反映受试者的水平。

（4）完整性。年龄组、城乡分层、性别分层抽样样本量完整，每个样本个体数据完整。

在数据筛查上的科学合理是指利用人工经验判断加上程序逻辑判断筛查数据，有理有据筛查和剔除无效、可疑的数据。做好国民体质监测的质量控制工作，就是为监测数据的真实性和准确性保驾护航。换句话说，质量控制是国民体质监测的生命线，质量控制的优劣直接关系到为国家、地区、社会提供的国民体质监测数据的真实性、可靠性和规范性。

在已经进行的4次国民体质监测中，幼儿、成年人和老年人三类人群在31个省（自治区、直辖市）的国家抽测点达到114个区县，规定的总样本量达到每次22.32万人。多数省（自治区、直辖市）还同时对本地区进行全覆盖的抽样测试，例如，2014年四川省的监测样本量为7.56万人（有效5.4万人），山西省的监测样本量为4.6万人（有效4.5万人），上海市的监测样本量为4.397万人（有效3.5万人），北京市的监测样本量为5.8万人（有效5.09万人），浙江省的监测样本量为4.19万人（有效3.93万人）等。大、中、小学学生人群的全国抽样调查人数，每次也达到34万人。

国民体质监测的测试指标简单易行，测试技术和方法也不复杂，但由于需要按规定的要求抽样，以及采集不同年龄段、年级段、城乡分类等大样本量数据，其宣传、组织、测试等实施过程无疑是一项浩大烦琐的工程。

另外，各个地区的经济条件、人员配备、重视程度、技术条件等不尽相同，会影响监测质量。由于各种因素的影响和制约，历次国民体质监测中个别地区出现一些数据错报、漏报的情况，甚至谎报数据的现象（包括人为复制、人为编写数据等）也时有发生。这些行为和现象会严重影响国民体质监测数据的真实性，使国家和地区对国民体质水平的把握发生偏差，进而影响到全民健康、全民健身方针、政策的制定以及技术、方法的运用。欣慰的是，随着国民体质监测工作的开展，在国家国民体质监测中心、教育部学生体质专家组的引领和努力下，质量控制系统正在逐步完善，并朝着最大限度地保障监测数据的真实可靠的方向迈进。

做好质量控制，就是为了最大限度地避免与减少误差，使测量与调查结果能客观准确地反映监测对象的真实状况。任何测试和调查都不可避免地会出现或大或小的误差，即使使用最严密的设计、最严格的控制，误差也会出现。在国民体质监测中常见的误差包括系统误差、随机误差、抽样误差、过失误差、配合误差，如图 5-10 所示。为了最大限度地消除误差，在国民体质监测中就必须做好质量控制工作。

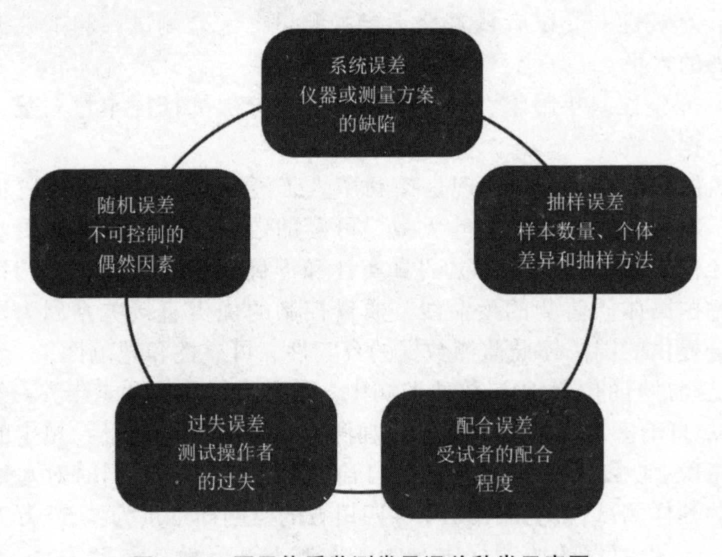

图 5-10　国民体质监测常见误差种类示意图

二、从国民体质监测历程看质量控制

（一）第一次国民体质监测（2000 年）

2000 年，第一次国民体质监测时，在工作方案中提出各地区要高度重视加强对监测工作的检查和监督力度，确保操作过程严谨、规范，监测数据准确真实，保质保量完成监测工作任务。可以看出，当时的方式是由上层对基层的测试质量提出要求，还处于质量控制的雏形，没有形成质量监控的具体措施和方法，没有有效的、全面的反馈通道。对数据的准确性和真实性的把握是建立在基层能完全按照工作要求进行严谨、规范的操作和严格抽样的基础上。

由于这是第一次全国性的监测，各地非常重视，在组织、实施中能够按照国家的要求开展工作，测试质量较好。虽然没有形式上的质量监控，但各地测试人员以朴实、认真的态度进行测试，使国家和地区获得了真实、可靠的数据。

（二）第二次国民体质监测（2005 年）

2005 年，第二次国民体质监测中，工作方案在上次监测要求的基础上进一步提出“加强监控，规范操作，确保数据质量”。国家国民体质监测中心举办的培训中设立了质量控制课程，开始从技术层面强调和建立质量控制，但受限于当时的技术条件和经济条件，其实施的线条和方法较粗略。

随着社会的变迁，城市体力劳动者减少、农村青年外出打工，给监测样本量的采集带来困难，加之一些地区检测人员的流动，个别地区检测人员的马虎和敷衍，以及硬件、软件等问题，使监测质量受到挑战。虽然国家和省级层面意识到了质量控制的重要性，也有了专门培训和提出了基础的方法，但落实到基层执行层面，其意识不到位、手段不给力就凸显出来。在当时的条件下，还不能对实施监测的每个地区和每个过程实现全面的质量监控，但又要努力保证数据的可靠性，减少因上述问题引起的数据误差。因此，在后期数据整理和筛查中，国家国民体质监测中心进行了技术改进，建立了监测数据逻辑检验方法的数学模型，形成了逻辑判断、逻辑筛查、专家判断相结合的数据筛查模式和数据清理流程。

三、国民体质监测质量控制的方法

（一）幼儿、成年人和老年人体质监测质量控制方法

由国家体育总局牵头并负责对幼儿、成年人和老年人进行体质监测，其质量控制的流程和方法如图 5-11 所示，具体步骤如下。

（1）组建国家质量监督员队伍。各省（自治区、直辖市）体育局相关部门委派三名工作人员作为国家级质量监督员，并且全程跟踪参与每个省（自治区、直辖市）的国家抽样点监测工作。

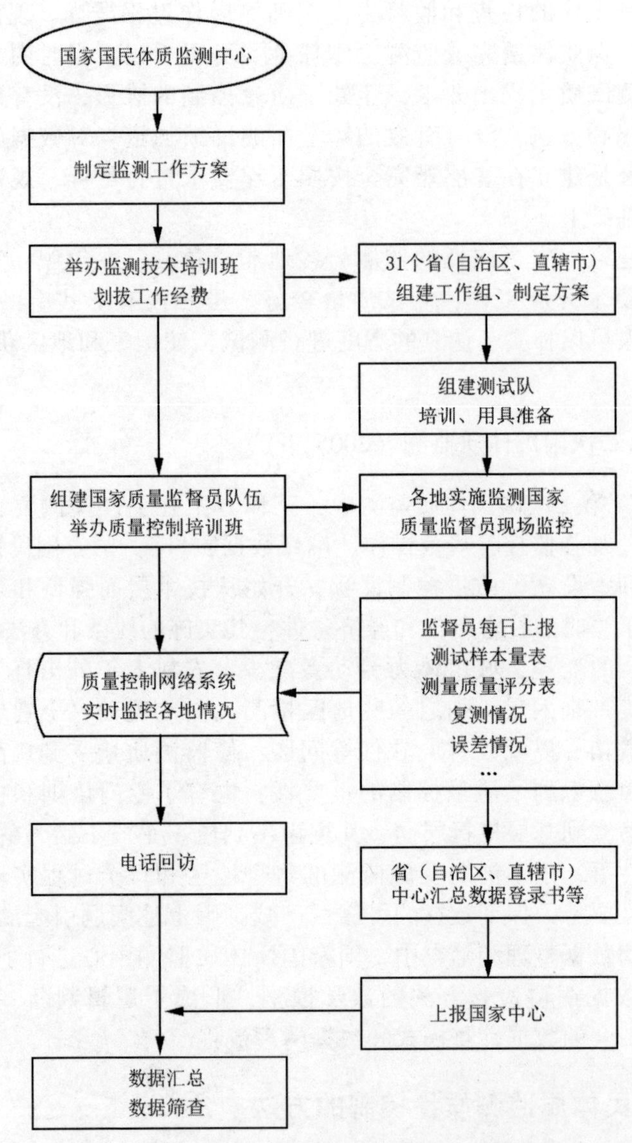

图 5-11　幼儿、成年人和老年人体质监测质量控制流程

（2）举办质量控制培训班。国家国民体质监测中心为国家级质量监督员举办培训班，有针对性地安排培训课程（质量控制重要性、质量控制理论、质量控制网络上报系统操作、与测试队员以及受试者的沟通技巧等）。

（3）各地在进行监测时，由国家质量监督员现场监控。国家质量监督员现场监控的内容包括测试前期、测试中期和测试后期三个阶段，其具体内容如下。

测试前期：①由国家国民体质监测中心制定出监测工作实施的具体方案；②各个监测地点举办技术培训班，国家结合各个地点的实际情况，按照规定统一划拨工作经费；③31个省份，其中包括自治区、直辖市分别组建国民体质监测队，并根据地方的实际情况制定可行性监测方案；④对所组建的测试队进行严格培训，同时准备监测用具。

测试中期：①全面检查测试现场每一份数据登录书的内容；②监测日随机抽取当日受试者总人数的5%进行复测，检验测试误差；③分类汇总每天完成的各年龄组各性别测试人数和总人数；④监测设备在使用中出现的问题及解决问题的方法；⑤每日上报以上情况；⑥监督、检查每天每项测试指标是否严格按照工作手册要求测试，并记录每项指标测试的不合格次数，每7天上报一次。

测试后期：按照国家国民体质监测中心要求对所有测试数据登录书进行分类整理、打包上报。

（4）国家国民体质监测中心组织全国相关专家赴各地测试现场督查。

（5）国家国民体质监测中心按0.5%的比例电话回访受试者。

（6）国家国民体质监测中心统一录入全国数据并进行逻辑检验。

（7）抽调全国专家集中进行数据筛查和清理。

（二）学生体质监测质量控制方法

学生体质监测是国民体质监测的重要组成部分，教育部根据国家开展的历次全国国民体质监测工作的要求，也同步开展大、中、小学学生体质与健康调研，在实施方案中强调了检测队伍应尽可能依托现有的学校体育卫生专业机构，检测人员必须是体育卫生专业技术人员。

2012年，为了在测试质量控制上探索可行的方法，教育部进行了学生体质测试上报数据抽查复核的试点（甘肃、浙江、福建、云南），即委派非当地的第三方单位（体育专业院校）抽取目标地区部分学生进行体质测试，复核各地各校上报测试数据的一致性（图5-12）。2013年，结合国家学生健康标准的修订工作，在全国范围内启动了上报数据抽查复核工作，并在2014年继续进行上报数据抽查复核工作。从效果上看，上报数据抽查复核工作促进了学校对学生体质测试的重视，替测、造假大为减少，数据的真实性和准确性得以体现，质量控制提升到新的高度。

四、国民体质监测质量控制的思考

在国家体育总局开展的《全民健身计划（2011—2015年）》实施效果评估工作中，将《国民体质测定标准》总体合格率、《国家学生体质健康标

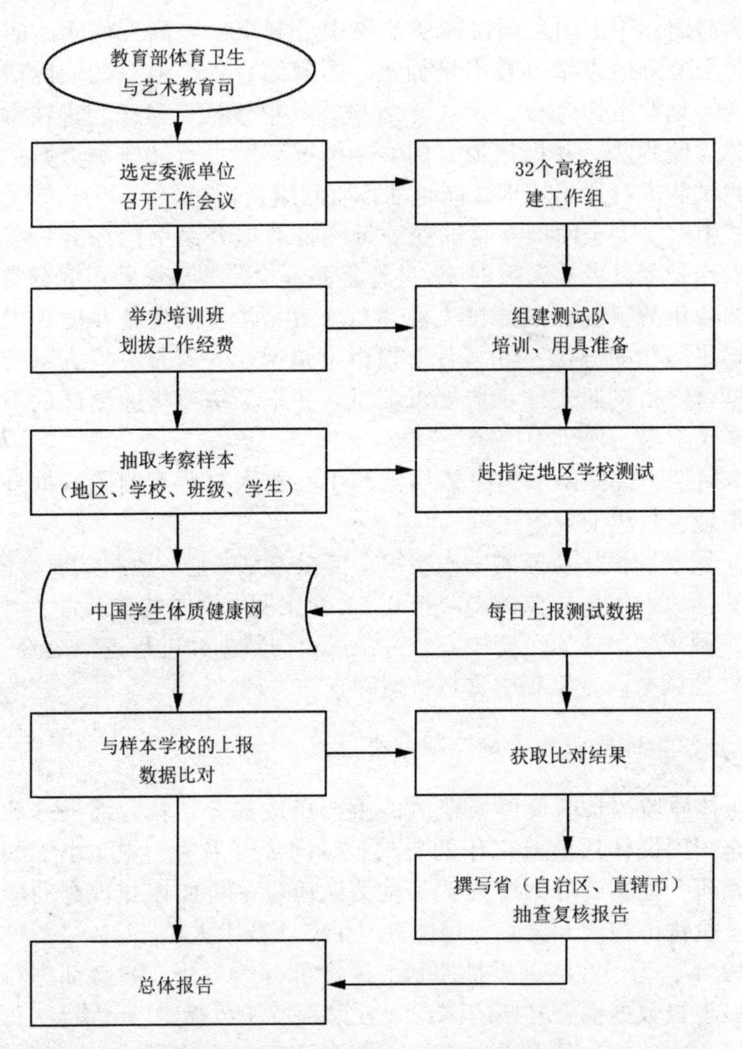

图 5-12　《国家学生体质健康标准》测试抽查复核工作实施流程

准》优秀率列为核心评估指标。国家层面的系列举措，突出了国民体质监测的重要性，同时也对国民体质监测的质量控制提出了更高的要求。如何进一步提升体质监测的质量，给国家、社会提供准确、完整、具有代表性地数据，使国民体质监测更好地为全民健身国家战略服务，推动健康关口的前移，是我们面临的重大任务。

第七节　地方体质监测中心（站）的运营

2000 年至今，随着四次全国性国民体质监测工作的开展，国民体质监测网络逐步完善，各省（自治区、直辖市）国民体质监测中心相继建立，各级基层体育部门和高等院校纷纷设立体质监测中心（站）和实验室，大量配备体质测定与评估设备，在保证完成国民体质监测任务的同时，大力推动国民体质测定和科学健身指导的常态化开展。

一、规划设计

基层单位应该如何规划、设计“体质监测中心（站）”是很多单位在建立时会提出的问题。根据多年的实践和各类体质监测中心（站）的特色，其经验是“测定是基础，评价是关键，咨询是核心，指导是支撑”。

（一）测定是基础

国民体质测定的工具是《国民体质测定标准》和《国家学生体质健康标准》，涵盖了幼儿(3～6 岁)、大中小学学生(7～22 岁)、成年人（20～59 岁)、老年人(60～69 岁)等(图 5-13)，也就是说可以满足不同年龄段的使用。因此，只有用这两个标准，才能了解个体体质状况，制定运动锻炼方案，促进科学健身指导，才能对不同地方、不同城市的不同人群进行全面分析、比较，才能找出差距，找出问题，推动全民健身活动深入开展。

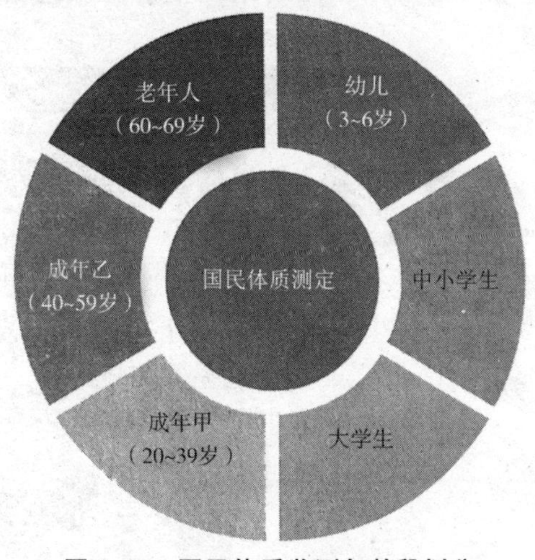

图 5-13　国民体质监测年龄段划分

通过对体质的测定并进行综合评估，可较为全面地反映个体的体质状况和健康水平，并结合生活方式、饮食习惯提供适合个体的运动处方、康复方案及营养补充计划，指导个体进行有效的体育锻炼和生活保健，促进健康，改善生活质量。同时，定期进行体质测定，也可检查阶段性健身效果，调整健身计划。

体质监测中心（站）不是医院，更不是体检中心，其优势不在于诊断疾病、治疗疾病，而在于增强体质和通过运动促进健康，更多的应该是增加运动能力评定与运动风险评定相关的设备，这样才能引导大众通过运动锻炼增强运动能力，改善和管控运动风险，提高健康水平。因此，扩展设备与项目的增加，只是丰富体质测定的内容，增强体质测定的科技含量，适用于进行运动锻炼与营养干预的咨询与指导。当然，也可根据当地的特点，增加部分专业性较强的扩展项目，如跑步人群运动锻炼与风险评估、羽毛球人群的锻炼指导、户外活动及登山人群的心脏风险评估等。也可以在青少年人群中开展生长发育监测、身高预测、肥胖评定与指导、运动能力提高等项目，围绕青少年的生活习惯改变、饮食结构改善、体育锻炼增加等，促进儿童青少年生长发育，增强体质水平。

（二）评价是关键

评价是推动科学健身的基础环节。有了各类测试设备与项目，自然就需要完善的控制、评估系统，负责体质评价与反馈过程的管理，建立体质测试与评价数据库，为不同人群的健身活动提供科学反馈及切实可行的健身指导。从图 5-14 中可以看出，控制系统不仅提供运动处方，更关键的是

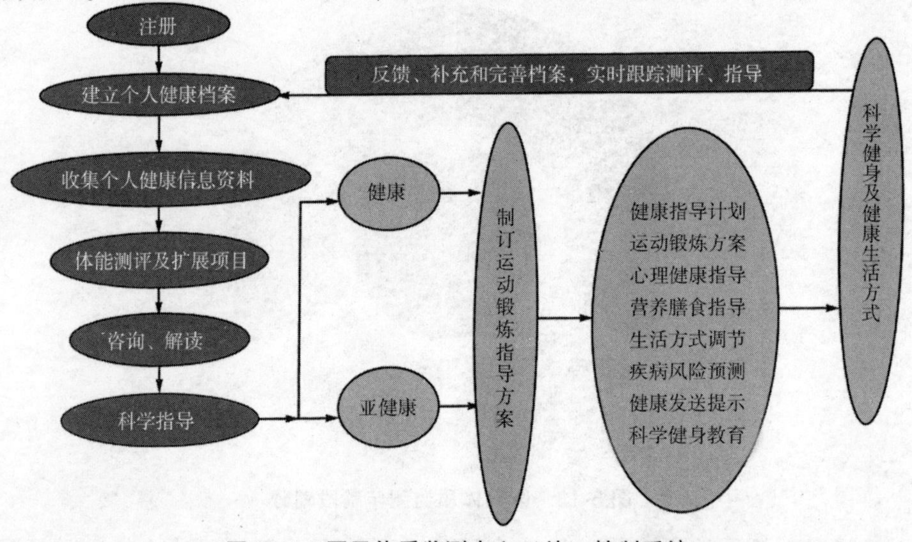

图 5-14 国民体质监测中心（站）控制系统

其必须贯穿体质测定与科学健身指导的全过程。

通过控制系统的运行，针对测试结果，对不同人群提供体质评定报告，并制定相应的运动处方和营养方案，指导运动健身锻炼，同时进行跟踪反馈。目前广泛使用的是奥美之路公司的“健康体适能管理系统”（图5-15）。它特别适用于设备众多、技术人员较少的站点。

奥美健康 健康体适能管理系统

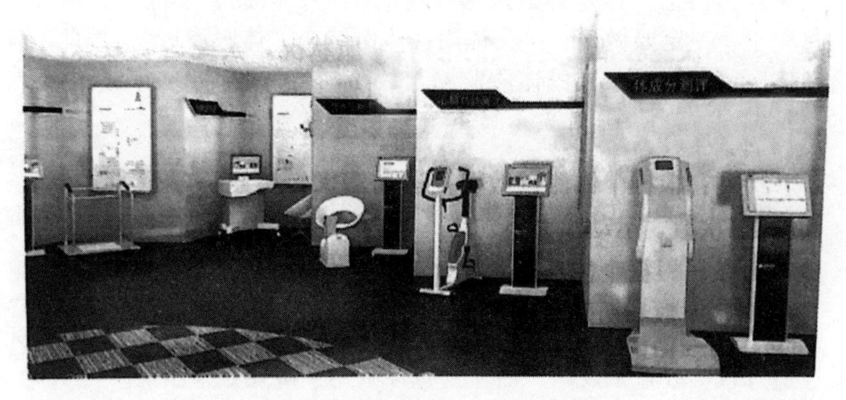

图 5-15　健康体适能管理系统

（三）咨询是核心

咨询、解读不仅能够帮助人们了解自身体质状况、实施运动锻炼，更能在一定程度上影响和改变人们的生活观念、生活习惯，并对健康、营养和运动有更深入、贴切的认识。其内容涉及以下几个方面。

（1）锻炼计划：根据个体测试数据及运动需求，按照科学健身方法，讲解锻炼周期、时间、次数、运动量大小。

（2）康复方案：根据个体身体状况，建议采用一定的康复方法、手段及康复设备（包含使用时间、次数和功效）。

（3）营养建议：根据个体生活习惯、膳食结构、锻炼内容，提出补充营养食品的种类和方式。

（4）健康生活：围绕科学锻炼、合理膳食、营养补充，促进生活方式改善，培养良好的生活习惯。

（四）指导是支撑

在运动锻炼时，只有通过对健身过程进行监测、指导，才能了解和评估健身效果，发现和解决健身活动过程中出现的问题，及时调整计划，控制锻炼质量，以保证运动处方的顺利实施和取得预期效果，真正达到提高大众身体素质的目的。进行科学健身指导时，一定要使用权威、科学的理论及方法，结合运动实践，分类、分人群进行科学健身指导。切忌人云亦云、道听途说，将民间传说当成科学知识，更不要推销产品，将科学健身指导作为牟利的工具。

同时，体质测定不管是使用部分医学仪器测试，还是进行综合评价与咨询解读，最终要进行科学健身指导，要以体育为主体，以宣传体育、指导运动健身为己任，这是必须永远保持的本色。因此，在进行科学健身指导的过程中，一定要做到“医为体用、体医结合、体医渗透”。因此，体医结合、体医渗透体现了国民体质监测与评价的发展趋势，更是科学健身指导的追求方向。

二、工作性质分类

（一）体质测定的属性

国民体质测定工作是准公共产品，兼具公益性和非公益性的特点。其公益性通过社会效益来反映，而非公益性则用经济效益来体现。

国民体质测定的社会效益表现在宣传体育工作、宣传国民体质监测，为个人和单位提供体质测试和咨询，指导个体进行运动健身，促进全民健身活动以获取最大的社会效益，是国民体质监测和国民体质测定的生存之本。

（二）工作内容

体质监测中心（站）的工作内容主要包括：①完成政府下达的阶段性或年度监测任务；②对市民进行公益性体质测评、咨询及锻炼效果跟踪；③对经常参加体育锻炼的人群进行科学健身指导；④组织、参与各类全民健身科普宣传活动；⑤参与各类人群“体质测定及健身指导”研究课题；⑥为相关部门提供本地市民体质状况和群众体育锻炼现状调查；⑦参与学生体质测试与评价；⑧参与青少年运动俱乐部的科学选材与评估。

三、岗位分工及日常管理

（一）人员岗位设置

国民体质监测中心（站）的岗位设置见表 5-10。

表 5-10　国民体质监测中心（站）的岗位设置

<table>
<tr><th>类别</th><th>岗位</th><th>人员数（人）</th><th>岗位条件及职责</th></tr>
<tr><td>专家类</td><td>专家团队</td><td>2～4</td><td>大学体育老师、专业教练、健身教练等优先，要求具有一定的运动医学知识水平，通晓运动锻炼与部分医学知识</td></tr>
<tr><td rowspan="5">检测咨询类</td><td>国民体质检测</td><td rowspan="5">2～3</td><td rowspan="5">人体科学专业及运动医学专业学生优先，要求具备运动医学知识，了解运动锻炼理论与实际运用</td></tr>
<tr><td>心肺功能评估</td></tr>
<tr><td>体成分评估</td></tr>
<tr><td>骨密度评估</td></tr>
<tr><td>血管机能评估</td></tr>
<tr><td rowspan="2">志愿类</td><td>社会体育指导员</td><td rowspan="2">4～8</td><td>兼职或全职的各级社会体育指导员，要求能够深入社区小区，组织和指导健身队伍</td></tr>
<tr><td>健身志愿者</td><td>与周边的大学合作，建立大学生志愿者服务团队，能够定期参与工作</td></tr>
<tr><td>专职类</td><td>日常管理与维护</td><td>1</td><td>全职工作人员，能够进行数据分析与研究，进行体测设备及系统维护</td></tr>
<tr><td>合计（人）</td><td colspan="3">9～16</td></tr>
</table>

（二）测试过程注意事项

测试过程中的注意事项如图 5-16 所示。

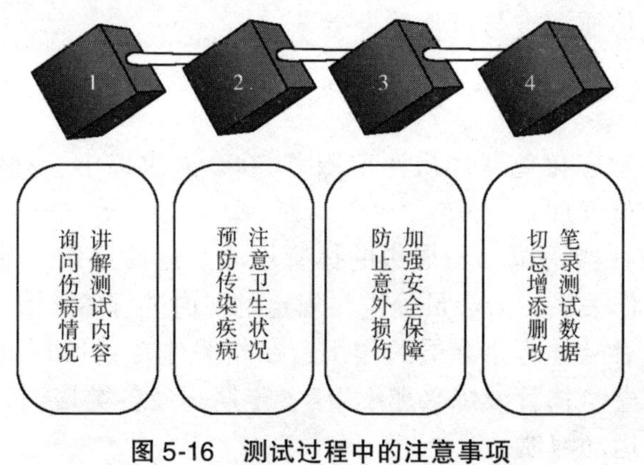

图 5-16　测试过程中的注意事项

（三）咨询过程注意事项

咨询过程中的注意事项如图 5-17 所示。

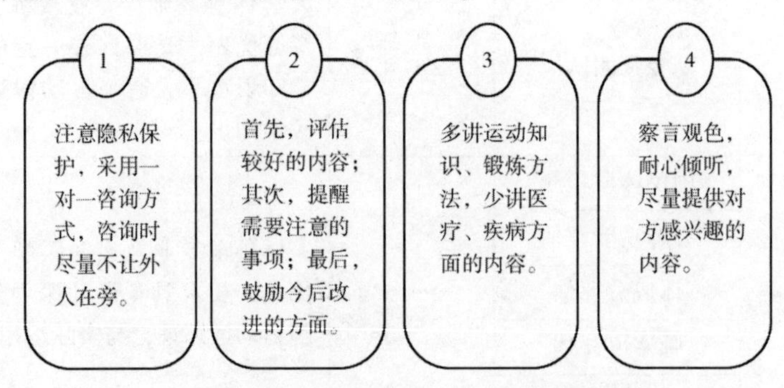

图 5-17　咨询过程中的注意事项

四、运行流程

（一）指导思想

体质监测中心（站）的指导思想包括：

（1）以体质监测为载体。

（2）以测试评价为基础。

（3）以锻炼计划为媒介。

（4）以咨询指导为手段。

（5）以运动健身为支撑。

（6）利用公益体育场所。

（7）发挥社会体育指导员的作用。

（8）实现体质测定与科学健身指导。

（二）工作内容

（1）提供常态化免费体质测定服务 3000 人次以上，并制订锻炼计划，建立完善“会员管理系统”。

（2）利用社会资源，与周边的体育中心、运动场馆、健身俱乐部、学校设施建立合作关系，为会员提供在规定时间内进行体育锻炼的免费场所。

（3）发挥社会体育指导员的作用，在相关体育场所帮助社会体育指导员及志愿者建立“体育锻炼兴趣小组”，定期开展各类培训、指导，帮助居民建立良好的运动习惯。

（4）探索、完善“体质监测中心（站）”的运作模式。

（三）服务体系

体质监测中心（站）的服务体系如图 5-18 所示。

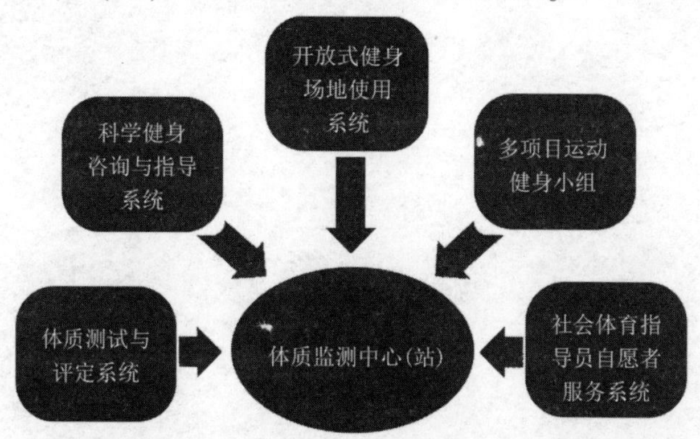

图 5-18　体质监测中心（站）的服务体系

（四）行动路线

体质监测中心（站）的运行应以各级体育局为主导，以本级体质监测中心（站）为实施机构，以社区居民、企事业单位职工、附近乡镇居民为服务对象，以体育中心运动场馆、附近健身俱乐部、学校对外开放的体育设施等为实施场地。

第六章　运动健身对体质健康的促进作用研究

目前，全民健身运动理念在我国已经深入人心，得到了广泛的推广。通过参加各种体育健身活动，人们的体质得到了普遍的增强。发展至今，人们可以通过各种各样的运动来促进自己的体质健康，具体结合自身的喜好，选择出最适合自己的运动项目。本章重点研究能有效促进人们体质健康的运动方式及科学锻炼方法。

第一节　体质健康促进的理论基础

一、体质健康促进的基本原理

（一）新陈代谢原理

在人的生命活动中，新陈代谢有着至关重要的作用，它是人体生命活动最基本的特征。可以说，没有新陈代谢，人的生命活动也就无法维持。新陈代谢是一个比较复杂的自我更新的过程，在这个过程中，人体的生命物质和环境物质进行交换，实际上是由两个相反的而又相互依存、相互统一的过程所组成，那就是同化作用和异化作用。同化作用是生物体把从体外摄取的营养物质转化成身体的组成部分的化学过程，需要消耗能量。异化作用是一个将有机物质转化为无机物质的过程，在将细胞内的大分子分解为小分子时，同时释放出能量，供给同化作用和其他生命活动的需要。这个过程，同化作用是合成，异化作用是分解，二者相互促进、相互影响，紧密联系在一起。从能量代谢的角度来看，同化意味着“收入”，异化意味着“支出”。同化是合成的过程，异化是分解的过程。当同化作用盛于异化作用时，有机体就得到一定程度的增强；而当异化作用优于同化作用时，有机体就会被极大地削弱。这就是同化与异化的发展规则。

通过研究我们可以得知，人们在进行一定的体育运动后，身体素质会有一定程度的提高。在锻炼的过程中，身体会产生一系列的代谢反应，产生能量物质的消耗，活动越激烈，能量消耗就越大，从而出现代谢的不平衡，随之而来的作用是引起同化加强，加速恢复过程，使构成机体结构与功能最小最基本单位的细胞内部得到更多的物质补充，以合成新的物质，进而使人体获得更加旺盛的活力。通过参加各种各样的身体锻炼，人体的能量代谢不断得到增强，新陈代谢水平也得到提高，进而人的身体就会发生一系列的适应性变化，在这一变化过程中，人体素质得到了提高。

（二）超量恢复原理

超能恢复是指人们进行体育运动后恢复的能量比原来在运动中消耗的能量物质还要多，而且人体机能水平也高于原来的机能水平，这也被称为超能代偿。在超能恢复原理中，可以将运动锻炼过程理解为能量分解阶段、能量恢复阶段、超量恢复阶段三个阶段。人的体质要想得到提高，就必须在参与运动锻炼的过程中获得超量恢复。一般情况下，超量恢复越强，人体素质提高的幅度越大。

在参加体育运动锻炼的过程中，人的身体必然会有生理负荷，产生身体负荷意味着消耗大量能量，从而进行超能恢复的过程，提高自身的物质能量，完成提高身体素质的任务。如果没有产生大量的身体消耗，就无法获得有效的健身效果。但需要注意的是，在参加运动锻炼后必须要有合理的恢复与休息，这是造成超量恢复的前提条件。否则就会产生过度疲劳，而过度疲劳对机体是不利的，因此需要合理把握运动负荷。

（三）身心互制原理

随着社会的发展，人们对身体健康的认知不再只停留在身体上没有疾病痛苦的层面上，而是生理、心理和社会适应方面都比较健康。就体育来说，虽然它的本质是作用于生理方面，但从另一方面上讲，人的心理健康和生理状态也有一定程度的相互影响。所以必须要将心理健康归属到人身体健康的范围内，有了良好的心理状态才能确保身体的健康，达成体育锻炼的目的。所以体育不只是关系到生理方面，也与心理方面有一定的关联。其实，体育也可以算作为一种教育活动，使人们的身体更加和谐。在体育锻炼活动中，锻炼者不仅要充分利用多种途径和方式来增进健康、增强体质，同时也应该充分发挥体育对人的多方面的作用和影响。现代社会飞速发展，面对快节奏的生活，人们的压力逐渐增大，这时就急需通过一些有利于身体健康的方式帮助人们排解压力，促进身体和谐地发展，体育锻炼是最有效的方式之一，并且健康合理。

（四）人体适应性原理

可以说，在整个自然界与人类社会中，适应是所有的生物生存和发展不可缺少的技能，必须适应环境才有机会生存并进行下一步的发展，当生物所处的自然或者社会发生改变时，本身会产生机能上的改变去适应环境，也就是我们所说的适应。生物的特征是由遗传因素保留下来的，但发展和进化则是通过变异完成的。生物需要适应环境，在这个过程中，经常能够用到的器官得到发展，用不到的器官则会退化。生物体在机能、器官、形态等方面不断地改变，才能在所处的环境中更好地生存和发展。这种“用进废退”的表现正反映了生物进化的基本规律。

在闲暇时间，人们通过各种形式的体育锻炼有效地提高了身体素质，这正是人体遵循生物进化和发展规律的结果。即人体通过身体活动，使机体承受运动负荷并慢慢地适应，接下来在负荷增加时，就能承受住高一级的负荷，完好地适应下来。在这个过程中，人体的适应能力就在不断地提高，并且将器官状态和系统机能调整到一个最适宜的程度。但是当运动停止时，人的身体机能水平就会出现下降的趋势，因此养成坚持锻炼和终身体育的意识和习惯是非常重要的。

二、体育锻炼的生理学基础

（一）运动锻炼的生理本质

1. 运动技能的形成

大量的研究与实践表明，只要对人体施加一定的生理负荷刺激，就会引起机体各器官系统在生理功能和形态结构方面产生一系列的连锁性条件反射。运动生理机理本质上是一种暂时性的神经联系，主要通过大脑皮层的活动来完成这个联系，在这个过程中产生一系列相关的条件反射。所以，运动的生理本质，是人的身体在运动的过程中出现的条件反射；运动技能是指人体按一定技术要求完成动作的能力。从运动生理学角度而言，运动技能是运动反射的一种非常重要的新形式，它是根据机体条件反射的机制形成的。在人体形成运动技能的过程中，会产生相关的条件反射并且进行一定的巩固。生物学家巴甫洛夫将条件反射系统命名为动力定型。运动技能就是在动力定型一步步完善的过程中形成的。如果人们在训练初期具有良好的动力定型，那么在后期的训练中就能顺利地完成运动技能。运动技能是由简单的反应逐步变成复杂的反射而形成的，机理是暂时性的一种神经联系，通过一段时间的训练后，就能建立和形成既定的运动条件反射。简言之，运动的生理学本质即运动条件反射，在运动过程中，运动技能的复杂条件反射可分为四个环节：泛化环节、分化环节、巩固环节以及自动化环节。

（1）泛化环节。一般来说，人们参加体育运动锻炼，并不清晰了解运动技能的内在发展，在参与运动的过程中，外界环境会对人体产生刺激，这种刺激由感受器传达到大脑的中枢，从而使大脑皮层细胞活跃，大脑皮层中的兴奋和抑制以一种扩散的形式呈现出来，也就是所谓的泛化。在泛化的这个环节，大脑对运动器官并不能做出一个良好的调控，不能直接感受到肌肉的本体，所以做不出标准的动作，这都是正常现象，伴随着锻炼时间的增加和熟练掌握运动技能后，这种现象会得到扭转。

（2）分化环节。健身者坚持参加运动锻炼一段时间后，运动技能会逐渐地提高，大脑皮层上的兴奋和抑制也会有进一步的完善，在这个时候泛化环节接近尾声，步入了分化的环节。在这个环节中动力定型已经完整，大脑对运动器官有了良好的调控能力，可以精准地感受到肌肉本体，完成相对标准的动作。在这个环节中，不具备完好的稳定性，在受到大的刺激的时候会受到一定程度的干扰，难以完成正确的动作，这个环节中的重要任务是提高分化和抑制的发展速度。在人们进行锻炼时用心观察，发现问题，使用纠错法，就能很好地掌握技术动作，使运动技能得到进一步提高。

（3）巩固环节。人们经常进行体育运动，可以使条件反射得到有效巩固，进入到运动定型的巩固环节。巩固环节中，动作更加精确标准，并且保留细节部分，在一定的刺激下不会轻易受到破坏，在脱离意识控制的情况下也能完成动作。在这个阶段，条件反射比较巩固，大脑对肌肉本体的控制有显著的提高，做起动作不再像之前那样费力，完成动力定型。运动的巩固阶段，运动者需要将兴奋和抑制达到一个高度集中的状态，使动力定型进一步稳固。在运动的过程中，与变换条件法紧密结合，提高健身者运动技术的稳定性和自动化程度。

（4）自动化环节。健身者在通过一段时间的锻炼后，运动技能会得到一定的巩固和提高，同时也会提高所运用的运动技巧，进入到自动化的环节时，在脱离意识的状况下就能够标准地完成相关的动作。自动化环节的中心是指在运动者进行一系列的动作时，能够脱离意识自动完成，在做锻炼的过程中，动作逐渐熟练，形成记忆，就能够自动进行动作的输出。

健身者参加体育运动锻炼，通过清晰地了解这种规律，能够将运动技巧理解得更加深入，形成成熟的运动体系，加深肌肉记忆，达成更加精确的条件反射。因此，健身者要力求达到动作的自动化阶段，这样能提高自身的身体素质，同时将自己的运动技能提升到一个新的高度。

2. 运动技能的储存、再现与校正

于任何一个运动者来讲，已经学会了动作的技能信息，会储存在大脑皮层的一般解释区和小脑。在需要有条件反射时，大脑皮层的相关区域就会提取已经储存的信息，将该套动作重现出来，这也是一套运动程序。启动程序时，运动者需要对肌肉进行一定的调控，注意肌肉的发力时间、状况，并不断地校正。在做一套动作时，在不需要大力的时候应该适当控制调小力度，用力太快时需要调慢速度。在程序再现的过程中进行校正，就完成了运动技能的储存并及时校正，使生物学中的反馈原理得以实施，有助于动作技能的完善。运用反馈原理，收集并理解机体对技能动作学习的反馈，这对于建立正确的动作表象是非常有利的，对提高运动技术水平有着一定的影响。

（二）体育锻炼对人体各系统的影响

1. 运动锻炼对心血管系统的影响

人体与外界物质的交换主要依靠着血液循环，同时血液循环也是体内物质的主要运输途径。一旦血液不循环，人的生命也无法继续，所以，心血管系统关系到人体的生存。大量的研究与事实表明，经常参加体育锻炼有助于心血管系统机能的提高。

（1）加快血液循环，避免心血管疾病。一般人的血液是其体重的 8%，但经常进行运动的人的血液总量是体重的 10%。当人体需要更多血液时，在神经系统的调解下，肝和脾会因为反射性而释放血液，经过血管的收缩，将大量的血液进行循环。经常做运动的健身者的血液总量多，血液循环的速度就更快，保证了血液的供给。

（2）心肺能够更好地工作。通过研究发现，坚持运动的人体内的肌红蛋白的含量也比普通人的要高。肌红蛋白是促进新陈代谢的，新陈代谢增快就会增加供血量，从而导致心肌纤维变粗，心脏变大，搏动更加有力，有效地改善心肺功能。

（3）提高人体免疫力。经常做运动的人可以增加 25% 的血量，普通的女性每立方毫米血液含有 400 万个左右的红细胞，男性每立方毫米血液含有 500 万个红细胞。经常体育锻炼的人血液中的红细胞可增加到每立方毫米 600 万个甚至 700 万个，大大地提高了体内的造血功能，提高了人体的免疫力。

2. 运动锻炼对呼吸系统的影响

在人体生命活动中，呼吸系统是最重要的系统之一，人体的健康离不开呼吸系统的工作。经常参加体育运动锻炼，能有效改善人体的呼吸系统机能。

通过大量的实践可以发现，经常做运动的人呼吸频率会比普通人低，加大了呼吸的深度，增强了呼吸肌的力量，肺泡有了更大的弹性，肺活量有着显著的提升，人体呼吸系统机能水平能得到明显的提高和改善。

3. 运动锻炼对运动系统的影响

人是通过运动系统进行运动的，也就是说运动是206块骨骼和400多块肌肉相互配合完成的。经常做运动可以使运动系统中骨骼和肌肉具有更高的配合度，产生更好的适应性。

（1）改善结构机能。人体在进行运动的时候，肌肉处于工作状态，供血量大大加强，人体内的营养物质能够更好地吸收，肌纤维也会更粗，从而导致肌肉更加结实，肌肉力量有明显的提升，人体肌肉的灵活性和反应能力等也得到了有效提升。

（2）提高关节的灵活性，经常锻炼有助于增加骨密度，同时加大关节面软骨的厚度。关节周围的肌肉得到良好的锻炼，力量有显著的增强，韧带也会变厚，关节更加灵活。

（3）增强骨质。经常锻炼可以使人体内新陈代谢的速度变快，运动者的血液循环也比一般人快，渐渐地，人体的骨结构会有相关的变化，强化了骨结构，骨性能也随之提高。

4. 运动锻炼对消化系统的影响

人的身体健康与消化系统息息相关，人体需要的营养由消化系统消化吸收，供应人体活动需要的能量。人们吃的食物经过消化被分解成分子，一部分进入血液，一部分进入淋巴液，其余不能吸收的残渣则为排泄物。

坚持做运动在提高人体消化系统机能上有积极的影响。通过对运动实践的研究得知，经常进行体育锻炼可以加强消化系统中消化道括约肌功能，使肠胃平滑肌更加强壮，从而促进肠胃的蠕动，有助于增强肠胃消化功能。不仅如此，体育锻炼在增强人身体内的内脏韧带上也发挥了很大的作用，能够避免肠胃下垂，使人体的脏腑器官保持一个健康的生理状态。

第二节　体质健康促进的原则与方法

人们在体育锻炼的过程中需要按照正确的训练方式进行科学性的运动，本节主要阐述可以促进人体健康的科学有效的训练原则和方法。

一、体质健康促进的原则

（一）全面性原则

全面性原则是指人们进行体育运动锻炼后有一个全面的发展，包括身体内器官系统的机能、身体素质、各个部位整体发展和谐。想要使身心有一个全面的发展，不仅要完成各个身体部位的活动，还要保证进行多种不同性质的活动。

人身体内的各个系统之间都是相互关联的，其中某个系统的发展会对其他的系统产生相关的影响，在这个过程中需要各个系统之间的相互配合。不同的体育运动类型对人体的锻炼也不同，想要发展速度方面可以选择短跑类型的运动；想要提升自身的力量应该尝试托举等类型的运动；想要变得更加灵活可以选择篮球、足球等球类活动；想要发展耐力素质就应该参加长跑、马拉松这种持久型的运动。人们想要一个全面性的发展可以结合各种运动的性质，制定一个适合自己的运动方案。

（二）循序渐进原则

循序渐进原则是指在进行体育运动锻炼时需要慢慢地进入状态，要遵守身体的负荷规律，还要考虑运动技能的难易程度，需要从简单容易的内容入手，给身体一个慢慢接受熟悉的过程。首先选择一些运动量小的运动去做，慢慢地增加运动量，一点点加大难度。还要结合运动者自身的年龄、身体素质等安排最适宜的健身内容，达到自己健身的目的。

循序渐进的重要内容是保持运动量在身体的负荷范围内，合理安排健身过程的负荷量，并且根据身体发展水平和运动技能的提高做出必要的调整，达到一个良好的运动效果。

（三）经常性原则

经常性原则是指在进行了一段时间有规律的体育锻炼后，继续将这种规律性维持下去。将健身作为生活中不可缺少的一部分，通过反复的运动将肌肉持续强化，将运动技术水平提升到一个新的高度。只是进行短时间的健身就放弃，不再继续做运动是无法达成健身目的的。没有持续性的运动，锻炼的效果会慢慢消失，所以健身是个长久持续的作业。

健身者应在健身之前有个明确的目标，制订好详细的计划，并且严格按照计划执行，做好每一天的任务，养成一个良好的运动习惯，这样才能获得好的锻炼效果，有效增强体质水平。

（四）针对性原则

针对性原则是指运动者应该根据外界的环境，结合自身的具体情况进行适宜的锻炼，定好的健身目标，选择最适合体育项目，还要注意身体的负荷量，安排好运动量和运动时间。遵守针对性的准则进行健身需要注意以下两点。

1. 要从自身实际出发

每个健身者都存在着一定的差异，因此人们在参加体育运动时需要结合实际情况，有想法有目标地进行锻炼，科学安排运动时间，调整好运动负荷。保证自己在健康的情况下进行适宜的运动，绝对不能够超出自身的负荷量，否则会伤害身体，不但没有提高身体素质，反而损伤身体。

2. 要从外界环境出发

人们在进行健身的过程中，还要注意外界环境变化，调整健身方案，挑选合适的健身项目，规划适宜的健身时间和运动负荷，达到理想中的健身效果。不同的季节也需要制定不同的计划，春季和秋季温度适中，可以进行一些技术性的运动项目；夏季天气炎热不宜做太激烈的运动，更不能做长时间在太阳下的体育项目，可以选择游泳这样的运动项目；冬季可以进行耐力和力量方面的训练。在进行训练的时候要注意检查相关的运动器材，降低事故的发生率。

（五）自觉性原则

参与任何活动都有一定的目的性，参加体育锻炼也是如此。只有具备了一定的目的性，才能提高人们的投入度，从而达到健身的效果。体育锻炼的基础就是健身者需要具有自觉性，保证全身心地投入到体育运动锻炼之中。在锻炼之前就要了解一些相关的运动知识，灌输体育精神，掌握一定的运动技能，并且积极地将从各种途径了解到的体育信息运用到实际的体育锻炼中。体育运动锻炼不是一种制约性的活动，主要靠运动者的自觉来完成，如果运动者的自觉性比较差，也就很难坚持完成运动锻炼。

每个人参加体育运动锻炼都有自己的目的，一部分人是希望通过体育锻炼强健体魄，一部分人是想经过健身有漂亮的曲线，还有的人是通过运动缓解压力，有的青少年是为了长个子去运动，还有身体存在一些疾病的人希望运动之后能够抵抗疾病。各种各样的动机，都要贯彻自觉性原则，才能积极主动地参与到运动锻炼之中。

（六）可逆性原则

当人体进行持续的体育运动后身体会产生积极性的适应，如果这个时候不再继续健身就会使这种应激反应停止，渐渐失去已经养成的适应性。这说明即使是通过体育运动训练提高的身体素质以及增强的身体机能，也不是一直保持的，停止了运动会使提高的机能下降到原来的水平。这种可逆性在短时间停止运动后会有明显的表现。如果人们长时期停止参加体育锻炼，就会使原本已经熟练的运动技能渐渐生疏，最后还会失去掌握的运动技能。

所以，体育运动锻炼的持续性尤为重要，需要为自己的健身事业做出一个长久的规划，坚持进行科学合理的体育锻炼，把握好运动的节奏，注意训练的周期，将自己的身体素质保持在一个较高的水平，改善身体器官系统的功能，避免由于可逆性失去运动效果。

二、体质健康促进的方法

（一）重复锻炼法

重复锻炼是运动健身中可以促进体质健康的重要方法，不同的重复次数对身体有着不同的作用，重复次数增多导致身体的反应负荷变大，但不能超过人体可承受的负荷范围，否则会破坏生理状态，损害人体健康。

人们在参加体育锻炼的过程中，一定要掌握好负荷的有效范围并据此调节重复次数。在重复锻炼中，要合理地控制运动负荷，提高锻炼的效果。在锻炼中合理应用重复锻炼法，将重点放在重复运动的质量上，从而达到理想的运动效果。

（二）间歇锻炼法

在体育锻炼过程中，人们增强体质通过在间歇休息的阶段恢复了能量。如果不存在休息过程中的能量恢复，运动就没有意义了，对体质的增强起不了作用。间歇恢复是增强体质不可或缺的环节。因此，间歇锻炼法是一种有效的健身方法。人们在参与体育锻炼的过程中，需要在心率指标低于标准值时降低间歇的时间；在高于标准值时，增加间歇的时间。科学的间歇时间可以将负荷调节到一个合理的范围，从而更加有效地促进体质健康。间歇的时候不可以一直静止，应该在休息的时候做一些缓慢的活动，比如做一些伸拉的动作、慢速走路等，可以达到按摩血管的效果，有助于促进新陈代谢和血液循环。

第三节　体质健康促进的运动项目与锻炼方法

现在，可供人们参与体育锻炼的运动项目有很多，其中健身走、健身跑、游泳、各种球类运动等都是人们日常生活中极为常见的锻炼方式。通过这些项目的锻炼，能有效地增强人体体质。本节主要讲解健身走、健身跑、游泳及乒乓球健身的方法。

一、健身走与健身跑及锻炼方法

（一）健身走

1. 快步健身走

快步走是一种步幅适中或稍大、步频较快、运动负荷稍大的健身锻炼方法。一般来说，“快走”要比“慢跑”消耗的热量更多，而且快走不易伤害足部、踝关节部，更为安全。快步走健身适用于中老年人和慢性关节炎、胃肠病、高血压病恢复期患者，另外对于减肥塑身者来说，快步走也是一种很好的锻炼手段。

在快步走时，身体适度前倾 3°～5°，基本姿势为抬头、垂肩、挺胸、收腹、收臀。在行走过程中，两臂配合双腿协同摆动，前摆时肘部为 90°，手臂高度不高于胸，后摆时肘部为 90°，两手臂在体侧自然摆动，两臂摆幅随步幅的变化而变化。双腿交换频率加快，步幅尽量稳定，前摆腿的脚跟着地后迅速滚动至前脚掌，动作要柔和，然后后脚离地，如图 6-1 所示。

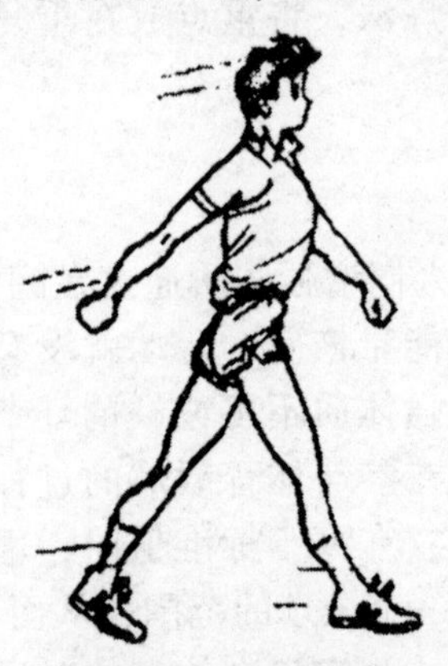

图 6-1　快步健身走

2. 踏步健身走

踏步走是在原地走或稍有向前移动的特殊走法，这种锻炼方法没有任何限制，适用范围广。踏步走健身具有提高下肢、腰腹部肌肉力量和内脏器官系统机能的作用。

在练习踏步走时，要求身体直立，两臂自然下垂或屈臂。踏步走时两腿交换屈膝抬腿或前脚掌落地，两臂协同两腿前后直臂或摆动，屈膝抬腿至髋高达到抬腿最高点，直腿或屈膝落地均可，落地要轻缓、平稳。在做踏步走动作时，要注意以下几点。

（1）踏步走两腿交换频率要根据自己的身体情况来确定。一般来说，以每腿 35 ～ 45 次/分为宜。

（2）踏步走时最好用前脚掌先着地，然后滚动全脚着地，注意脚的缓冲身体重量落在前脚掌上。

（3）踏步走健身锻炼方法很多，如踏步四拍一转体、按音乐节拍踏步、台阶踏步等，健身者可以根据自己的身体情况合理选择。

（4）踏步时用脉搏控制运动负荷，健康成人 1 分钟踏步走脉搏最高可达 180 次/分；一般练习者 1 分钟踏步走脉搏达到 120 ～ 150 次/分即可达到健身的最佳效果。身体不适者，1 分钟原地踏步走脉搏可控制在 120 次/分以下。健身者要根据自己的身体状况合理调整，避免发生过度疲劳的现象。

3. 散步健身

散步健身法比较悠闲轻松，适宜于中老年人和体弱多病者，以及关节炎、心脏病和糖尿病患者，可以缓解紧张心理和情绪。糖尿病人坚持在饭前 30 分和饭后 30 分散步 0.5 ～ 1 小时，可使血糖下降。

在散步走时，要保持身体姿势正确，放松、自然，脚放平、柔和着地，抬头挺胸、收腹收臀、保持脊柱成一直线，两肩放松，两臂自然下垂、协同两腿迈步，动作自然，前后摆动，两腿交替屈膝前摆，足跟着地滚动至脚尖时，另腿屈膝前摆足着地，步幅因人而异，如图 6-2 所示。

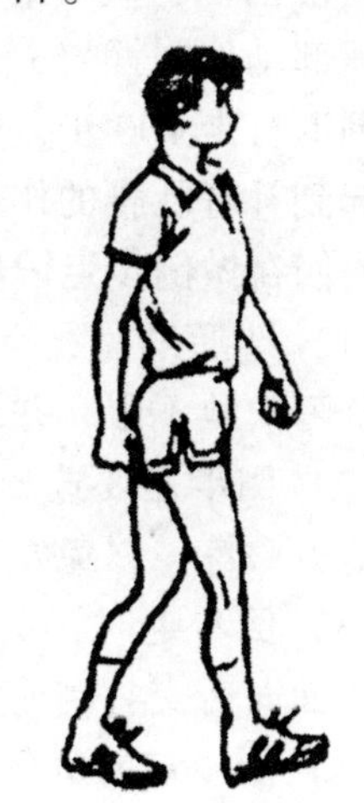

图 6-2　散步健身走

4. 倒步走健身

倒步走健身是向后行走的锻炼方法。倒退行走时，两腿交替向后迈进增强了大腿后肌群和腰背部肌群力量，同时还锻炼小脑，有利于提高人体的灵活性、协调性。可以说，倒步走是一种非正常的活动方式，这种方式适合各种年龄的肥胖者，也适用于腰部损伤、慢性腰部疾病的康复训练。倒步走主要有摆臂式和叉腰式两种方式。

（1）摆臂式倒步走。上体自然正直，腰部放松，身体不要后仰，不要抬头，眼要平视，右腿支撑，左腿屈膝后摆下落，以左前脚掌先着地，然后滚动到全脚掌着地，身体重心随之移至左腿，按同样方法左右脚交替后退，两臂配合两腿动作自然前后摆动，步幅 1 ～ 2 脚长，如图 6-3 所示。

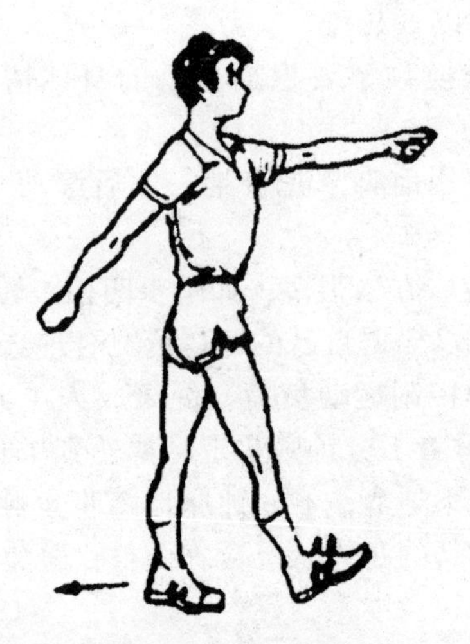

图 6-3　摆臂式倒步走

（2）叉腰式倒步走。行走时双手叉腰，拇指在后按“肾俞”穴（位于第 2 腰椎两侧，离开脊柱 2 横指宽处，上下位置与脐相平），其余 4 指在前，腿部动作同摆臂式。每后退一步，用两手拇指按摩“肾俞”穴一次，缓步倒退行走 100 步，然后再正向前走 100 步。一背一正反复走 5～10 次，可以起到补肾壮腰的作用。

人们在做倒步走锻炼时，需要注意以下几点。

（1）选择早晨，空气清新的环境进行锻炼。时间基本上为 20 分钟左右，练习次数不限，并逐渐增至每次 30～40 分钟。

（2）倒步走要选择平坦、不滑、无障碍物的地方，不能在人多、有杂物的地方锻炼，以免发生危险。

（3）倒步走时，步幅要小，可以适当增加步频。走步时，一腿前脚掌擦着地面向后交替倒退走即可，不要屈膝抬腿。

（4）倒步走的负荷量要根据自己的身体情况而定，当感觉疲乏时要适当休息，以免造成过度疲劳，加重机体负担。

5. 其他形式走类健身运动

（1）登楼梯健身法。登楼梯健身法是一种很好的室内健身项目，适用于在高层办公楼办公的人们。登楼梯健身主要有以下几种形式。

①爬楼梯健身。这一方式适合健康的老年人及有慢性疾患的中年人。

②跑楼梯健身，即采用奔跑的形式登楼梯。一般需有一定的锻炼基础才可进行，例如在达到每分钟登 50～70 级梯阶或能连续登楼梯 6～7 分钟后，才可以进行跑楼梯锻炼。

③跨台阶健身，即登楼梯时每一步不是登 1 级梯阶，而是 2 级，甚至 3 级梯阶，这种方式适用于青少年体育健身。

④负重登楼梯健身。手提重物或肩背重物登楼梯也是一种加大运动量的锻炼方式，可以锻炼臂力、腿力和腰力。这种方式适用于青壮年。

（2）踩石子走健身法。踩石子可以起到很好的按摩和治疗作用。走石头路，一般选择穿较薄的软底鞋，也有赤脚走的。赤脚走的效果会更好些，赤脚踩石头，使脚直接与大地接触便于人体静电的降放，有助于降压和调节大脑神经。

（3）雨中散步健身法。在雨中行走，霏霏细雨会产生大量的阴离子，享有“空气维生素”的美称，会令人安神逸志，并有助于降低血压。另外，雨中散步能调整心态，稳定情绪。但在行走后要注意身体的保暖，不要着凉感冒。

（二）健身跑

1. 原地跑健身

原地跑是在室内进行的一种健身锻炼，如图 6-4 所示。

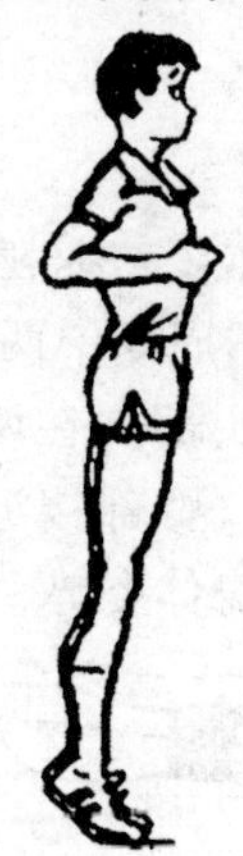

图 6-4　原地跑健身

原地跑适用于普通健康人，以及有较好锻炼基础的慢性病患者。原地跑的时间可长可短，根据健身者的实际情况而定。健身者结合自身的身体能力，跑的速度可适当加快，动作也可逐渐加大，以便逐渐增加运动强度和运动量，这样能充分发挥其功效。

2. 倒跑健身

倒跑是一种背部指向正常跑步方向，两脚向后移动的跑步方式。在进行倒跑时，上体正直稍向后，抬头挺胸，两眼平视，双手半握拳置于腰间，一条腿抬起向后迈出，脚尖着地，身体重心随之后移，再以同样的方式换另一条腿，小跑步向后退去，交替进行，两臂自然前后摆动，身体不要左右摇摆。

3. 变速跑健身

变速跑就是改变速度的跑类健身运动，适合体质较好的健身跑爱好者。慢跑属于有氧代谢，能发展人的耐力；快跑则属于无氧代谢，能提高人的速度和耐力；变速跑则综合了以上两种跑速的优点，不仅有利于发展人体的一般耐力，而且也能提高人体的速度耐力素质。

二、游泳及其锻炼方法

游泳属于一项有氧、无氧混合型运动项目，有着非常显著的健身效果，因此深受广大健身爱好者的欢迎和喜爱。游泳技术有多种，最常见的有蛙泳、爬泳、仰泳和蝶泳。下面主要讲解蛙泳的基本技术动作。蛙泳是模仿青蛙游泳动作的一种泳姿，它是世界上最早的游泳姿势之一。人们在参加游泳健身时，蛙泳是一种常用的姿势，这种姿势具有省力、持久、实用性较强等特点。

（一）身体姿势

健身者在游进的过程中，身体姿势是随着臂、腿及呼吸动作的周期性变化而不断变化着的。在一个动作周期中两臂前伸、两腿向后蹬直并拢时，身体是几乎水平地俯卧于水中，头部夹在两臂之间，两眼注视前下方，腹部与大、小腿位于同一水平面上，臀部接近水面，身体纵轴与水平面约成5°～10°角，如图6-5所示。这种身体姿势，可以减小游进时水的阻力。

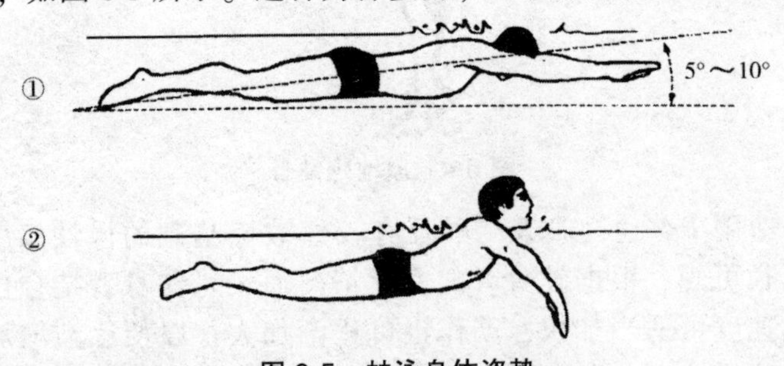

图6-5　蛙泳身体姿势

健身者在游进的过程中要注意胸部自然伸展，稍收腹，微塌腰，两腿并拢，脚尖伸直，两臂并拢尽量前伸，全身拉伸成一直线。而在划水和抬头吸气时，上体会向前上方抬起，肩和背部的一部分上升露出水面，此时躯干与水面的角度较大。当两臂前伸、两腿向后蹬夹时，肩部随低头动作再次浸入水中，使身体恢复比较平直的流线型姿势继续向前滑行。

（二）腿部技术

蛙泳的腿部动作可以分为收腿、翻脚、蹬夹水与滑行四个阶段，健身者一定要勤加练习，以便熟练掌握。

1. 收腿阶段

收腿技术是翻脚技术、蹬夹技术的准备动作，是从身体伸直成流线型向前滑行的姿势开始的。收腿时，腿部肌肉略为放松，大腿自然下沉，两膝开始弯曲并逐渐分开，小腿和脚跟在大腿后面向前运动。收腿时，踝关节放松，脚底基本朝上，脚跟向上、向前移动，向臀部靠拢，两腿边收边分开。两小腿和两脚在前收的过程中要落在大腿的投影截面内，以避开迎面水流，减小收腿的阻力。收腿动作应柔和，不宜太用力。在收腿的过程中臀部略下降。收腿结束时，两膝内侧的距离约同肩宽；大腿与躯干约成130°～140°角，大、小腿折叠紧，小腿接近于与水面垂直，整个收腿就像压缩弹簧一样为翻脚和蹬夹做好准备，如图 6-6 所示。

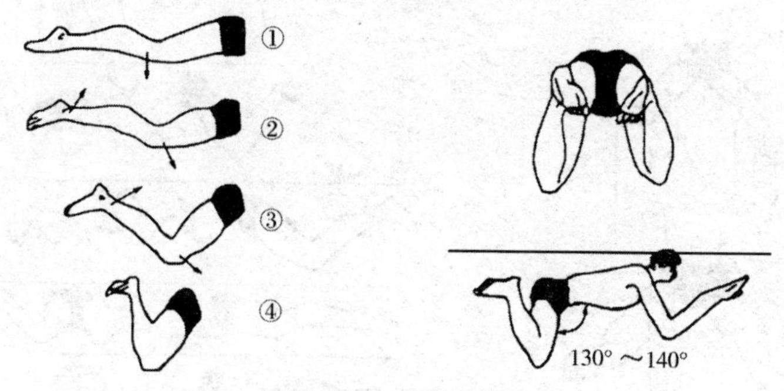

图 6-6　收腿阶段

2. 翻脚阶段

在蛙泳运动中，翻脚是收腿的继续和蹬水的开始。它的主要目的在于使腿在蹬夹时有一个良好的对水面。在蛙泳技术中，翻脚动作的好坏会直接影响蹬水的效果，而翻脚动作的好坏则取决于踝关节的灵活性和腿部的柔韧性。当收腿使脚跟接近臀部时，大腿内旋，两膝稍内扣，小腿向外张开，两脚背屈使脚掌勾紧向外翻开，脚尖转向两侧，使小腿和脚的内侧面向后，形成良好的对水面，为蹬夹动作做好准备。翻脚实际上是收腿的结束动作和蹬夹的开始动作。在收腿接近完成时就开始翻脚，翻脚快完成时就开始蹬夹，在蹬夹的开始阶段继续完成翻脚。

3. 蹬夹阶段

蹬夹技术是蛙泳游进中获得推进力的主要阶段。它在翻脚即将完成时就已开始。由于翻脚动作的惯性，脚在后蹬的开始阶段是继续向外运动，完成充分的翻脚。随后，由腰腹和大腿同时发力，依次伸展下肢各关节，两脚转为向后向内运动并稍下压，直至两腿蹬直并拢，完成弧形的鞭状蹬夹。蹬夹动作是“蹬”与“夹”的结合，两腿是边后蹬边内夹，当两腿蹬直时两膝也已并拢了。既不是完全向后蹬，也不是向外蹬直了再内夹并腿，如图 6-7 所示。

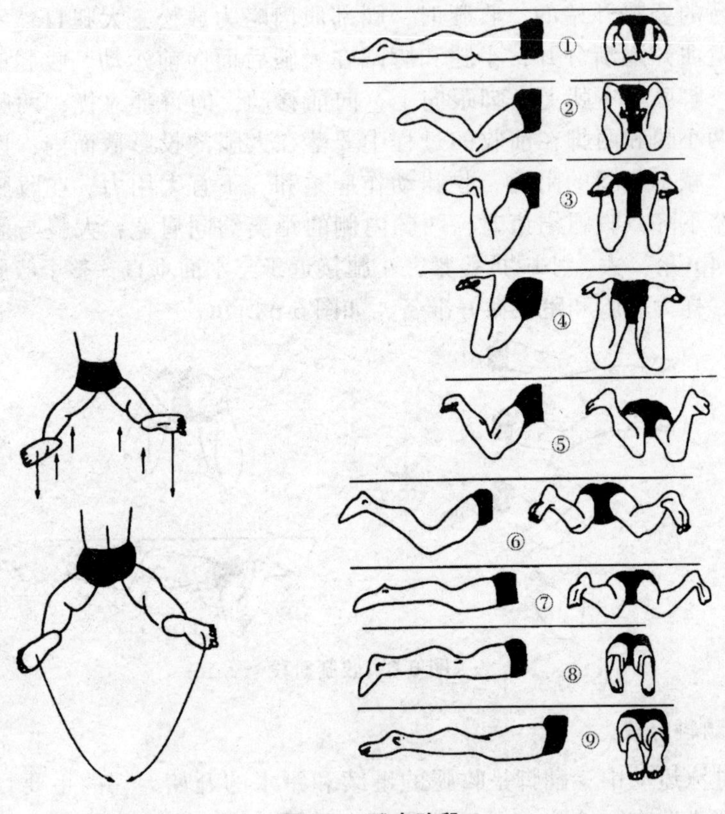

图 6-7 蹬夹阶段

4. 滑行阶段

当游泳者的蹬腿结束时，其腿处于较低的位置，脚距离水面约为 30～40 厘米。此时，身体在水中获得最大速度，两腿伸直并拢，腰、腹、臀及腿部的肌肉保持适度紧张，使身体成流线型向前滑行，准备开始下一个腿部动作。

（三）臂部技术

在蛙泳运动中，游泳者的整个手臂动作都是在水下完成的。对游泳者而言，手的划水路线近似于两个相对的“桃心形”。即两手从“桃心”的尖顶开始，不停顿地划动一周回到尖顶，如图 6-8 所示。为便于分析，把蛙泳的一个划水动作分为外划、下划、内划、前伸等 4 个紧紧相连的阶段。

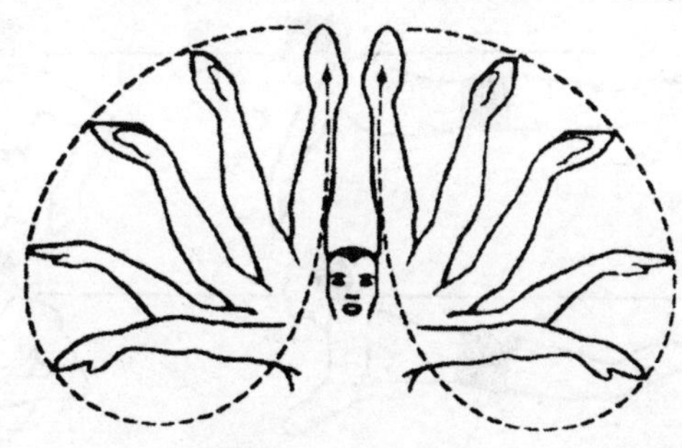

图 6-8　臂部技术

1. 外划动作

外划是从两臂前伸并拢、掌心向下的滑行姿势开始的。外划时两臂内旋，两手掌心转向外斜下方，略屈腕，两臂向外横向划动至两手间距离约为两倍肩宽处，如图 6-9 所示。

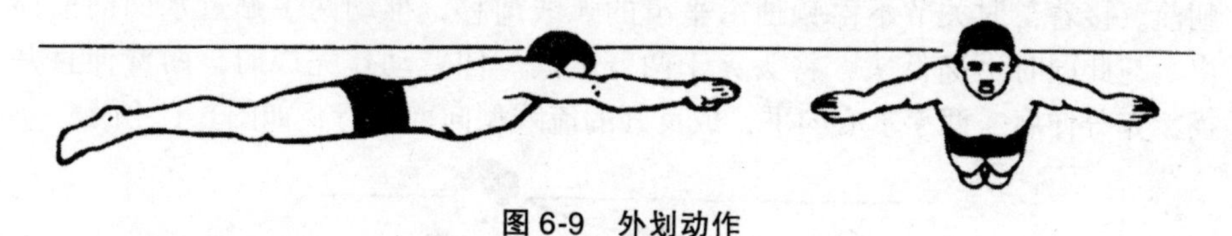

图 6-9　外划动作

2. 下划动作

当游泳者的手臂在继续外划的同时，前臂稍外旋，肘关节开始弯曲，转腕使掌心转为朝后下方，以肘关节为轴，手和前臂加速向下、向后划动。下划结束时，肘关节明显高于手和前臂，手和前臂接近垂直于游进方向，肘关节约屈成 130°，如图 6-10 所示。

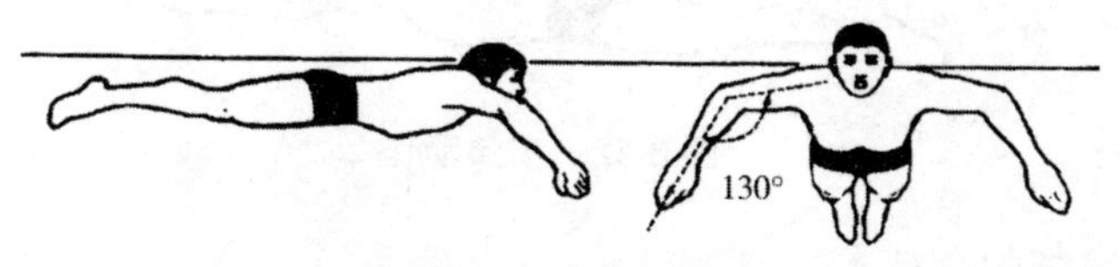

图 6-10　下划动作

3. 内划动作

内划是手臂划水产生推进力的主要阶段。下划结束，掌心迅速转向内方，手臂加速由外向内并稍向后横向划动，屈肘程度进一步加大，肘关节同时向下、向后、向内收夹至胸部侧下方，两手划至胸前时的动作应尽量将双手靠在一起，如图 6-11 所示。

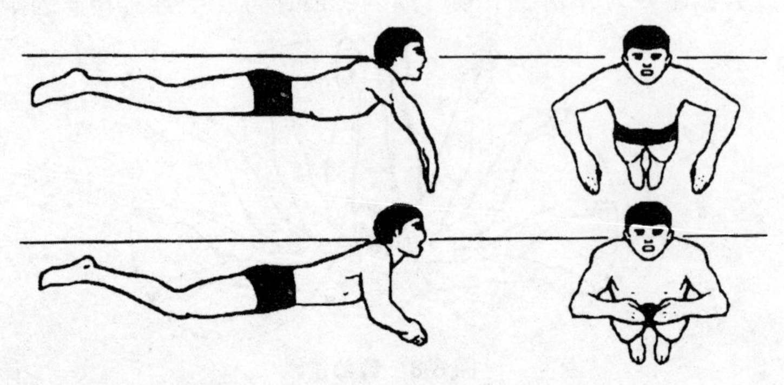

图 6-11　内划动作

4. 前伸动作

当游泳者的内划接近完成时，两手在继续向内向上划动的过程中逐渐转为向上、向前弧形运动至颌下。此时两手靠拢，两掌心逐渐转向下，手指朝前。接着，肘关节不停顿地沿平滑的弧线前移，推动两手贴近水面向前伸出。与此同时迅速低头，将头夹于两臂之间。伸臂动作完成时，两臂伸直并拢，充分伸肩，两手掌心向下，成良好的流线型向前滑行，如图 6-12 所示。

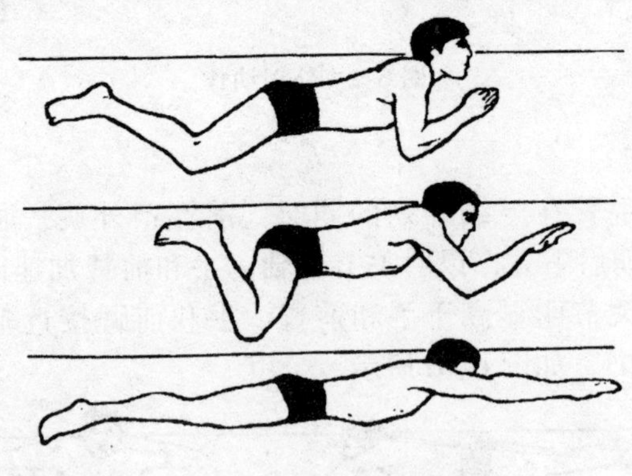

图 6-12　前伸动作

（四）完整配合技术

蛙泳一般采用呼吸、手臂和腿 1∶1∶1 的配合技术，即在一个完整动作周期中，蹬夹一次，划臂一次，呼吸一次。配合游时应在充分发挥臂、腿力量的基础上，努力做到协调、连贯、有节奏和匀速前进。

1. 臂与腿的配合

蛙泳运动中，臂和腿的配合是一种交替进行稍有重叠的技术。两臂外划和下划时，两腿保持稍紧张地伸直姿势；两臂内划时，两腿放松，两膝下沉，开始收腿；两臂开始前伸时，迅速完成收腿并做好翻脚动作；两臂接近伸直时，开始向后快速蹬夹；蹬夹结束后，全身伸直成良好的流线型向前滑行。如图 6-13 所示。对于初学者来说，注重蹬夹后的滑行具有十分重要的作用。只有在带滑行的从容游进中，才能掌握配合技术的要领，形成正确的动作节奏。

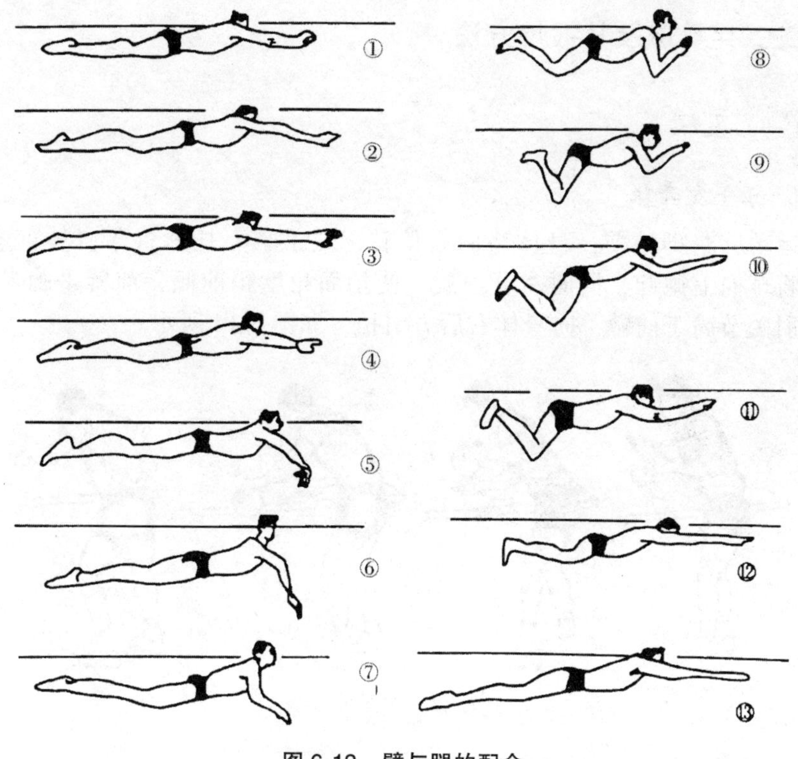

图 6-13　臂与腿的配合

2. 呼吸与臂的配合

蛙泳的呼吸是和手臂的划水动作紧紧结合在一起的，主要有以下两种类型。

（1）早吸气配合。游泳者的两臂开始外划时，颈后肌收缩，开始向上抬头，下颌前伸，使口露出水面将气吐尽；在两臂下划和内划的过程中吸气；两臂前伸时低头闭气；滑行时在水中呼气。这种呼吸方式利用了划水开始阶段手臂向外、向下划动所产生的向上的反作用力，使头部比较容易抬出水面，整个呼和吸气的时间较长，动作比较从容。早吸气配合技术比较适合于初学者采用。

（2）晚吸气配合。晚吸气配合技术没有明显的抬头和前伸下颌的动作。两臂外划和下划时，身体仍保持较平直的流线型姿势；在两臂内划的过程中，随着头、肩的上升，口露出水面将气吐尽；内划结束头、肩向前上方升至最高位置时快速吸气；两臂前伸时迅速低头闭气；滑行时向水中呼气。这种呼吸方式有利于减小水的阻力，同时有利于更好地发挥手臂划水的力量，动作紧凑连贯，前进速度均匀。

三、乒乓球及其锻炼方法

（一）发球

1. 正手发奔球

运动员左脚稍前，身体略向右偏转，左手掌心托球置于身体前右侧，左手将球向上抛起，同时右臂内旋，使拍面角度稍前倾，前臂手腕自然下垂，肘关节高于前臂，向身体右后方引拍，如图 6-14 所示。

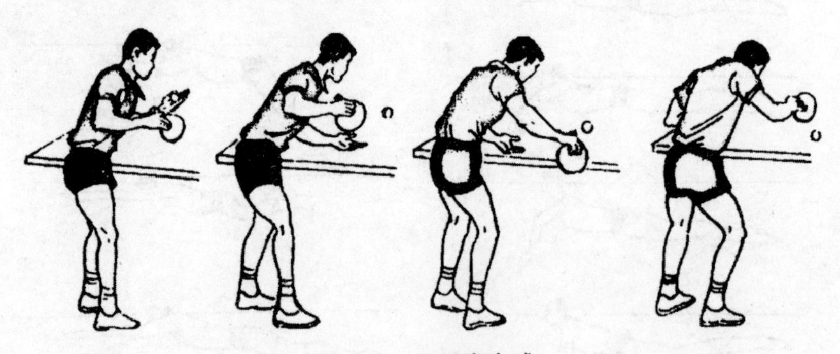

图 6-14　正手发奔球

2. 正手发下旋球与不转球

发强烈下旋球时，将撞击球力与摩擦球力融为一体，触球部位为下中部，用拍面偏左的位置触球，如图 6-15 所示。发不转球时，力求使整个动作轮廓与发下旋球时一致，触球瞬间用拍推球，触球中下部（偏中部），用拍面的偏右位置触球，如图 6-16 所示。

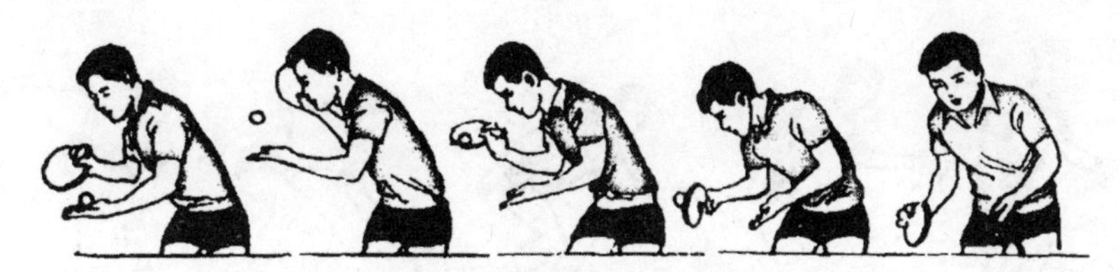

图 6-15　拍面偏左的位置触球

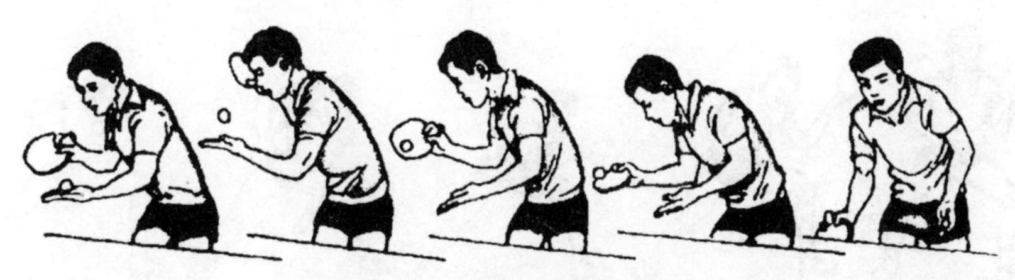

图 6-16　拍面偏右的位置触球

（二）削球

1. 近削

近削具有动作较小、球速较快、前进力较强等特点。

以正手近削为例，左脚稍前，身体离球台 50 厘米左右，上体稍向右转击球时，手臂弯曲，把球拍引至与肩同高，拍形稍后仰。如图 6-17 所示。

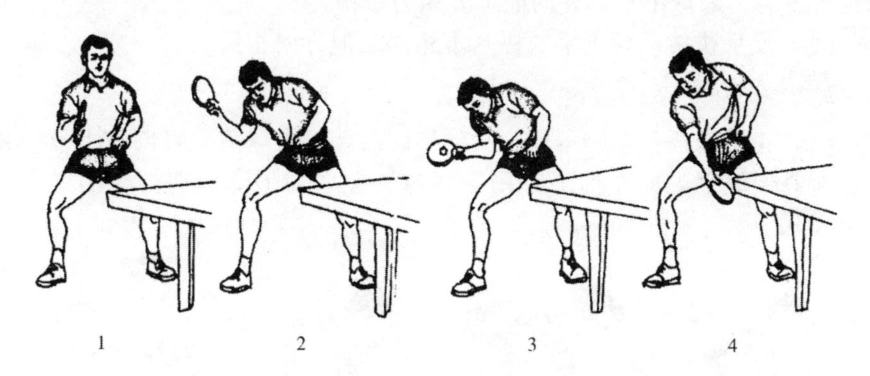

图 6-17　近削球

2. 远削

以正手远削为例，中台站位，左脚稍前，上体稍向右转，重心落于右脚，持拍手臂自然弯曲于腹前。顺来球方向向右上方引拍与肩同高，拍面后仰。如图 6-18 所示。

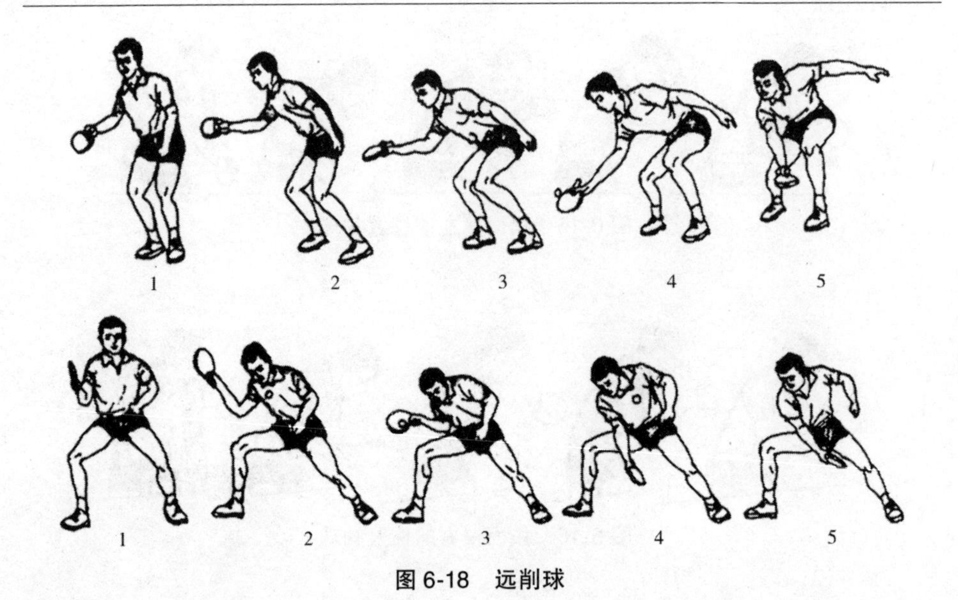

图 6-18　远削球

（三）搓球

1. 快搓

（1）正手快搓：肘部自然弯曲，手臂外旋使拍面角度稍后仰，后引动作较小。当来球跳至上升期，利用上臂前送的力量，前臂与手腕配合，借力结合发力，触球中下部并向前下方用力摩擦。

（2）反手快搓：与正手快搓基本相同，但方向相反。

2. 慢搓

（1）正手慢搓：左脚稍前、身体稍向右转。击球前手臂向右上方引拍，然后前臂带动手腕向左前下方用力搓球，在球的下降后期击球的中下部，如图 6-19 所示。

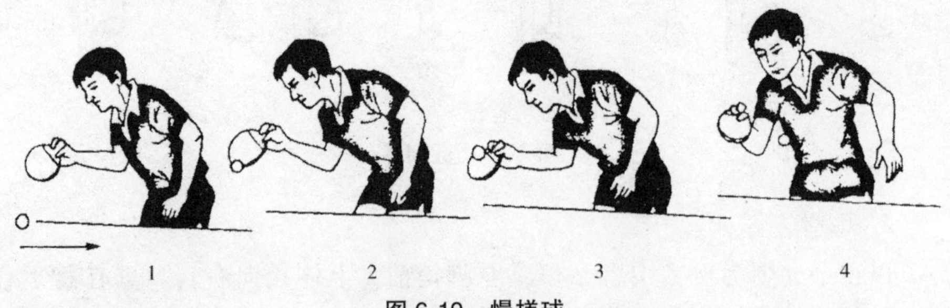

图 6-19　慢搓球

（2）反手慢搓：与正手慢搓相同，但方向相反。

（四）攻球

1. 正手攻球

（1）正手快攻。正手快攻时，左脚稍前，身体离球台约 40 厘米。击球前，持拍手臂要右前伸迎球，前臂自然放松，球拍呈半横状。当球从台面弹起时，前臂和手腕向前上方挥动，并配合内旋转腕的动作，使拍形前倾，在上升期击球中上部。拍触球刹那，拇指压拍，同时加快手腕内旋速度，使拍面沿球体做弧形挥动。击球后，挥拍至头部高度。

（2）正手扣杀。正手扣杀时，左脚稍前，击球前持拍手臂向右后方引拍，并稍高于台面，球拍呈半横状。如图 6-20 所示。

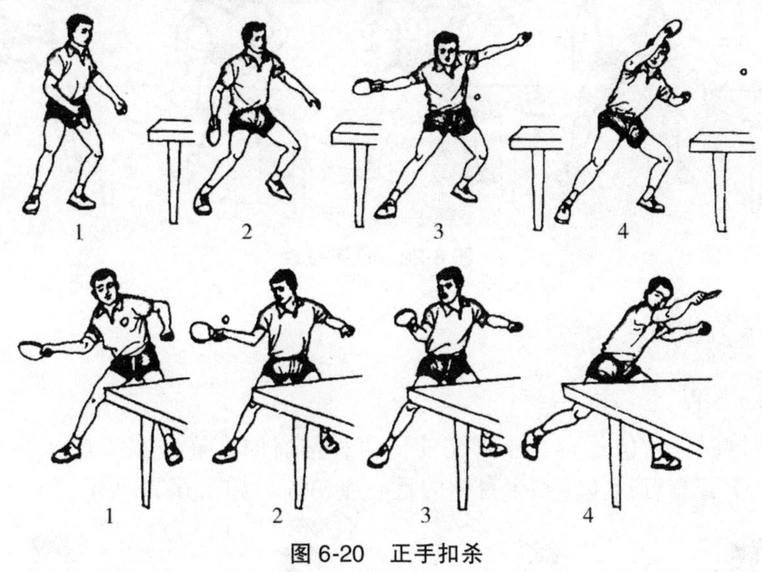

图 6-20　正手扣杀

2. 反手攻球

（1）反手快攻。反手快攻时，右脚稍前，身体离球台约 40 厘米。持拍手臂自然弯曲，将球拍移至腹前偏左的位置。如图 6-21 所示。

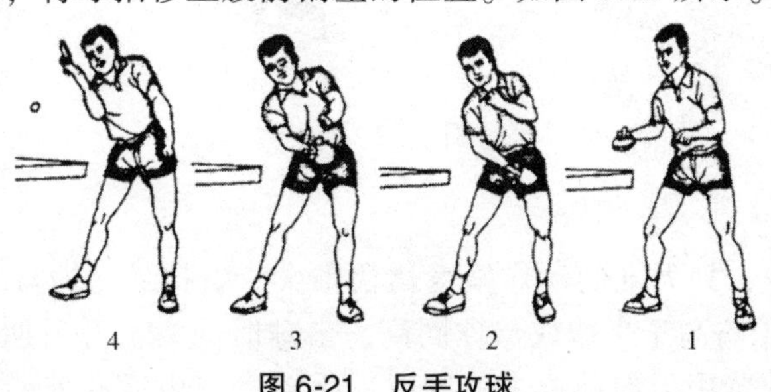

图 6-21　反手攻球

（2）反手拉攻。反手拉攻时，右脚稍前，身体离球台约 60 厘米。击球前，持拍手臂的上臂靠近身体，前臂向左下方移动，将球拍移至腹前偏左的位置，球拍略下垂并稍低于台面，拍形稍后仰。如图 6-22 所示。

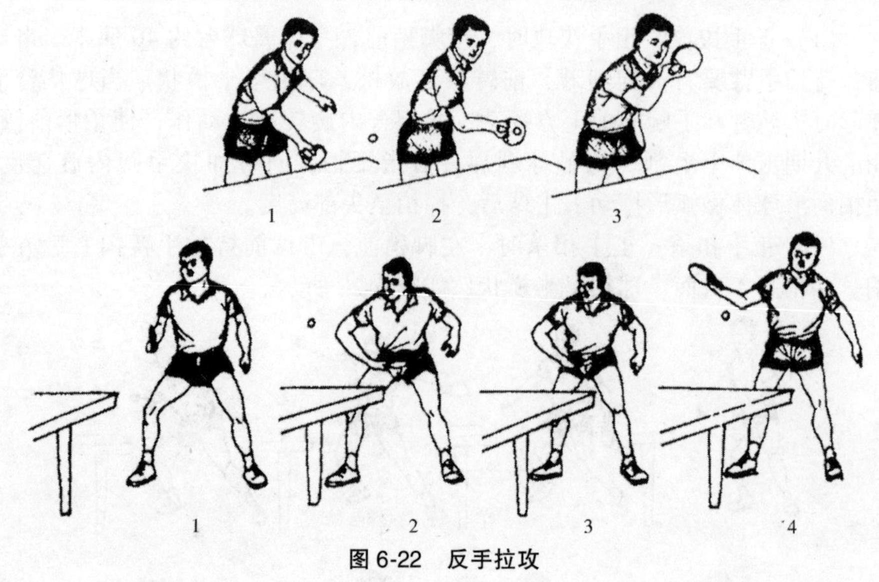

图 6-22　反手拉攻

（五）推挡球

1. 快推

快推时，站位近台，左脚稍前，两脚与肩同宽或略宽于肩，重心在前脚掌，上臂靠近身体，整个身体的重心应稍高。如图 6-23 所示。

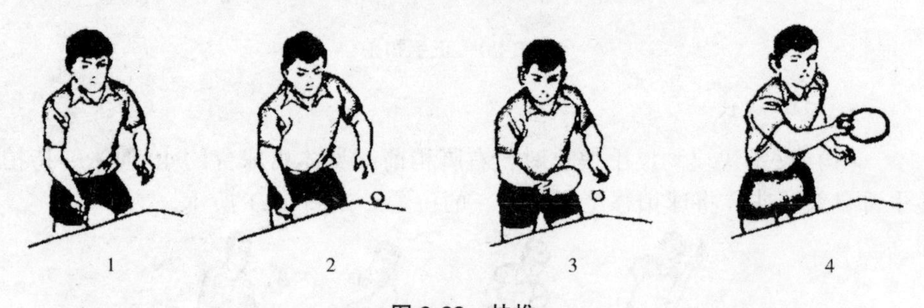

图 6-23　快推

2. 加力推

一般来说，加力推的动作幅度比快推大。引拍后，拍与球相距约 30 ~ 40 厘米，球拍略高于来球或与球同高。击球时间为上升后期或高点期。触球瞬间，在前臂用力向前推击的同时，手腕有一由后向前的弹击力，拍后中指应用力顶住球拍，拍前拇指略抬起，食指用力压拍。如图 6-24 所示。

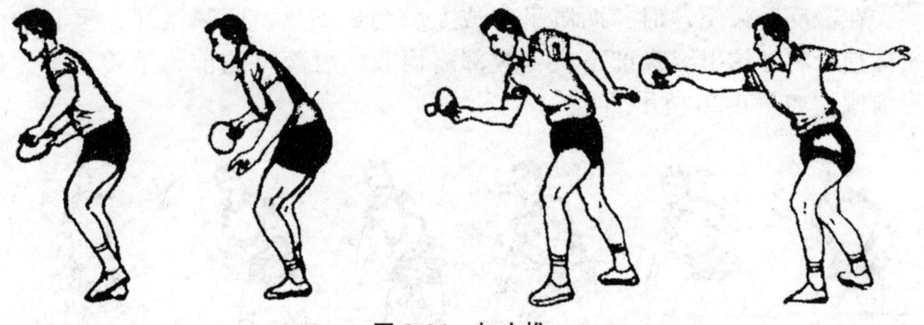

图 6-24　加力推

（六）弧圈球

1. 正手高吊弧圈球

准备用正手高吊弧圈球前，两脚开立，右脚稍后，身体略向右转，两膝微屈，重心放在右脚上。准备击球时，持拍手臂自然下垂，并向后下方引拍，右肩略低于左肩，拇指压拍使拍形略为前倾，呈半横立状，并使拍形固定。如图 6-25 所示。

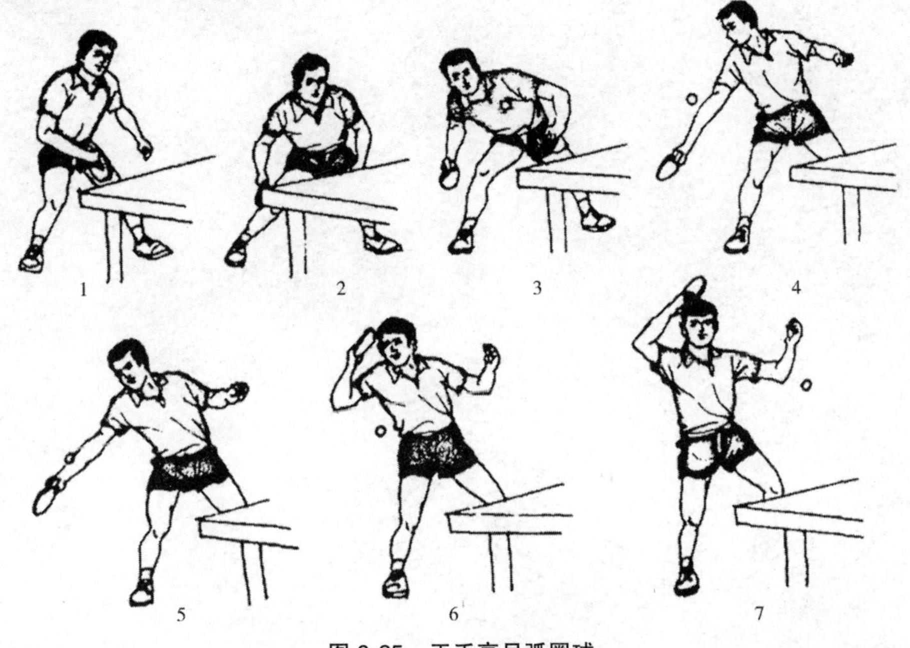

图 6-25　正手高吊弧圈球

2. 反手弧圈球

在击反手弧圈球时，两脚平行或左脚稍后站立，两膝微屈，重心较低击球前，将球拍引至腹部下方，腹部略内收，肘部略向前，手腕下垂，拍形前倾。如图 6-26 所示。

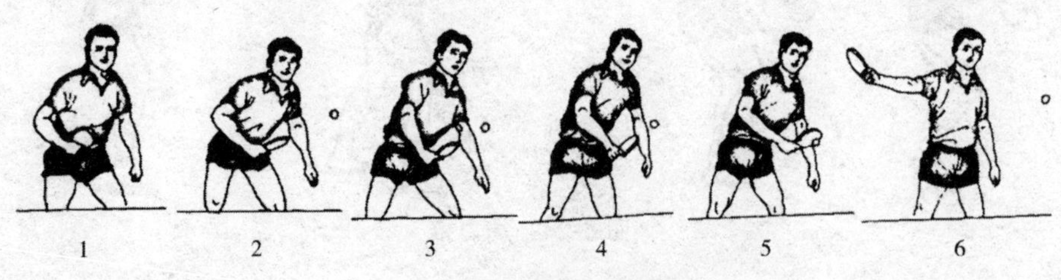

图 6-26　反手弧圈球

第七章　康体新举措之全民健身

全面建成小康社会是“十三五”规划的总目标和核心目标，其中推进健康中国建设是重要目标之一。健康中国的内涵和主体是健康人民，即健康家庭、健康社区、健康学校、健康企业、健康城市等。人人参与，人人健身，人人快乐；人人健康，人人幸福。健康中国的目标主要是全民健身和全民健康指标达到中高收入国家水平。

第一节　国家战略与全民健身

一、什么是国家战略

关于国家战略，学术界还存在着不同的认识和理解，世界上许多国家对国家战略的研究正在开展之中。无论是东方国家还是西方国家，无不把国家战略作为战略体系结构中的第一层次。

（一）国家战略概述与内涵

1. 国家战略的概念

国家战略来源于大战略。美国最早使用国家战略一词，并将其正式列为军事用语。第二次世界大战中，英国的大战略概念传入美国，到战后逐渐演变成为国家战略，被美国正式列为军事术语。其定义是：“在平时和战时使用军事力量的同时，发展和使用国家的政治、经济和心理力量，以实现国家目标的艺术和科学。”受美国战略理论的影响，日本给国家战略下的定义是：“为了达成国家目标，特别是保证国家安全，平时和战时综合发展并有效运用国家政治、军事、心理等方面力量的方策。”

2. 国家战略的内涵

国家战略的主要内容，包括国家安全战略和国家发展战略两个部分。中国国家战略的基本着眼点是坚定不移走中国特色社会主义道路，坚持和平发展，坚持富国和强军相统一，创造有利于国家安全与发展的良好环境，确保国家政权巩固、社会稳定和长治久安，实现全面建成小康社会和中华民族伟大复兴的奋斗目标。

（二）国家战略制定与实施的制约因素

国家战略是在既定条件之上对国家安全与发展的能动驾驭。所谓既定条件，就是一定时期内世界大势和国家形势的综合体现，包括政治、经济、军事、科技、人文、自然等要素，以及这些要素之间的相互关系。简而言之，上述要素也就是国家各方面的实力和人力。全面、深入、准确地研究影响国家战略制定与实施的条件因素，是正确制定国家战略、合理实施国家战略的基础和前提。

1. 国家战略目标受国家战略能力制约

国家战略目标是国家政治意志和国家利益的最高体现，统领和规范国家安全与发展的各个领域。国家战略目标从根本上决定着国家安全与发展的目标，以及军事力量运用的取向和方式，决定着国防和军队建设的规模和投入，决定着军事资源的时间和空间配置。国家战略的出发点和落脚点，就是要综合运用各种力量和手段，支撑保障国家战略目标的实现，始终坚持在国家发展战略的总体部署下筹划军事力量建设，始终坚持把维护国家利益作为安全与发展的最高准则。国家利益可以区分为核心利益、重要利益和一般利益。核心利益是关系到国家生存和发展的根本利益。对于任何一个主权国家而言，都需要坚决捍卫。在战略上必须把核心利益是否受到严重危害，作为决定军事上战与和的“红线”，而在非核心利益问题上留有余地，尽可能避免对实现国家战略目标造成不必要的干扰和冲击。

国家战略能力是营造态势、应对危机、遏制战争、打赢战争，进而实现国家战略目标的关键性、支柱性能力；同时也是保证和驱动国家和平发展的强大动力。它源于综合国力，由综合国力要素在国家统筹下经过动员、组织转化而来。无论是安全还是发展，更直接地取决于国家战略能力，特别是军事能力的数量、质量和结构。国家决策层的领导指挥能力和经济社会的战争支持能力，是战略应优先和重点考虑的能力条件。

2. 国家战略筹划受国际战略格局的制约

国家发展的态势是国家因综合国力消长而导致的在国际体系中的地位变化，以及这种变化所造成的相应态势。不同的发展态势决定不同的战略追求。国家战略态势的变化，必然带来国际社会中国际关系的变动，带来所承受的国际压力的性质和强度的变动。历史也已证明，一个国家的快速崛起，容易成为国际矛盾和斗争的焦点，容易遭到霸权国家的遏制、其他大国的挤压和周边国家的疑惧，国家安全的压力也会随之不断加大。这是出于崛起关键阶段的国家制定和实施国家战略必须考虑的重要因素。

二、什么是全民健身

全民健身上升为国家战略，使我国全民健身从系统目标提升为国家目标，这意味着中国的全民健身政策、布局和目标等必将发生重大转变，对现有的全民健身工作的领导体制和运行机制也必将产生重大影响。落实全民健身国家战略，首先需要准确认识全民健身的国家战略价值，认识全民健身在实现国家总体战略目标中的重要地位，认识全民健身对提高国民体质、增进我国各族人民身心健康、实现健康中国的时代价值，认识全民健身对实现中华民族伟大复兴目标的重大意义。全民健身上升为国家战略需要切实构建新的全民健身的国家战略格局，需要统筹推进全民健身的国家战略部署，需要理顺全民健身与其他领域的融合。

（一）名词术语需要统一和规范

全民健身上升为国家战略之后，在《关于加快发展体育产业促进体育消费的若干意见》中并没有直接点出术语名称。因此，名词术语怎样准确地表述，首先是一个需要在实践和理论上统一和规范的问题。目前，在名词术语的表达上使用比较多的表述主要有两种：一是“全民健身国家战略”，二是“全民健身战略”。这两个词的术语表达在核心思想和内涵上没有歧义，但前者更多的是在字面表述上强调全民健身的国家含义；后者则更加关注国家战略的整体性表述，强调全民健身与现有的国家战略表述的一致性和科学性。

（二）全民健身的内涵诠释

1. 全民健身是国家层面的

国家战略是对国家未来发展的一种总体上的布局与规划，属于国家顶层设计的范畴。目前，我国的国家战略主要包括国家安全战略和国家发展战略两大类。与科教兴国战略、创新驱动发展战略、可持续发展战略、西部大开发战略等一样，全民健身战略是国家层面的战略。全民健身上升为国家战略，意味着我国把全民健身与国家实现全面小康社会和中华民族伟大复兴的中国梦的伟大目标紧密联在一起。中华民族的身体健康、体质增强、坚强的意志品质、体育的文化和国民健身素养成为了实现全面小康社会和中华民族伟大复兴的中国梦的伟大目标的重要内容和组成部分。从国际视野上看，世界发达国家从来都把国民的体质与民族素养作为强国的重要基石，都是国家安全战略和发展战略的重要举措。

2. 增强人民体质、提高健康水平是全民健身的根本目标

增强人民体质、提高健康水平是全民健身的根本目标。这一根本目标从体质和健康两个方面阐明了全民健身战略的新意境和新内涵。过去强调体质，维度是单向的，主要是保障公民的身体发育、体质增强。而健康是多维度的，世界卫生组织关于健康的维度包括四个，即身体健康、心理健康、社会适应能力、道德水平，所以全民健身战略开拓了全民健身的立体维度，是过去全民健身的升级版。

第二节　全民健身活动的分类与管理

一、全民健身活动的分类

根据不同的标准，可以对事物进行不同的划分，对于全民健身活动来说，也是如此。具体来说，对全民健身活动的类型进行划分的依据和标准主要有以下几个方面。

（一）以活动的内容为依据划分

按照这一标准进行类型划分，实际上就是对大众选取的锻炼项目进行分类，可以说，这是一种比较传统的分类。例如，可以从球类、田径类、操类、舞类、武术类、游泳、体育游戏等角度出发进行分类。这种分类方法对于区别锻炼项目的技术特征与文化特征是较为有利的。

（二）以活动组织规模为依据划分

按照这一标准进行类型划分，实际上是对锻炼项目必须参与人数的数量进行分类。例如，需要大群体参与的项目有操类和球类，而有利于个体参与的锻炼项目有游泳类和太极拳等。这种分类方法对于群体和个体选择锻炼项目是非常有利的。

当前，社会上十分流行家庭体育项目。这些项目一般为体育游戏类，需要三两个人互动来完成。

（三）以性别为依据划分

按照这一标准进行了类型划分，实际上是针对运动项目对不同性别的适应程度而进行的分类。例如，大秧歌对于女性群体是较为适用的，而球类对于男性则更为适用。这种分类对于指导不同性别锻炼者健身是非常有

利的。

（四）以体育消费为依据划分

按照这一标准进行类型划分，实际上是对锻炼项目的商业价值进行分类。例如，当前流行的跆拳道、搏击操等就是在商业健身房有偿服务的项目；练习大秧歌、长走等就属于低消费健身类项目。但是，由于体育项目的健身价值“趋同”，不论高消费健身活动还是低消费健身活动，锻炼的价值是一样的，只是享受的程度不同而已。通过这种分类方法，对于区分健身活动的商业开发价值是较为有利的。

（五）以目标优先级为依据划分

按照这一标准进行类型划分，实际上是指健身者的健身活动目标可能不是一个，而是几个，按照目标权重程度进行排列之后的分类。例如，如果休闲目标是优先级，而锻炼目标是其次，那么，锻炼者可能选择体育休闲类项目；相反，如果锻炼目标是优先级，而休闲目标是其次，那么，锻炼者可能选择休闲体育类项目。需要强调的是，这里的体育休闲类项目主要包括滑雪、滑沙、潜水、跳伞等项目；休闲体育类项目则主要包括乒乓球、羽毛球、篮球等。

二、全民健身活动的管理

全民健身活动种类繁多，内容更是丰富多彩，因此，对全民健身活动进行管理就显得尤为重要。

（一）全民健身管理的目标

对于一个组织来讲，通过决策和行动争取达到的理想目的，以及验证其决策行动同其理想目的相符程度的衡量指标，就是所谓的目标。组织既定目标是其存续目的性的一个阶段性表现。

总的来说，体育组织的管理目标是要实现组织既定的目标，组织既定目标可以被分解成各类管理活动的具体目标，这些具体管理目标的逐步实现将最终帮助实现组织的既定目标，如图 7-1 所示。

当前，增强人的健康水平，减少疾病发生率，提高工作效率，增加经济效益，促进社会经济的发展，是全民健身的主要目的所在。因此，各种全民健身组织的既定目标应该是使社会成员的体质和健康水平得到有效的提高，使人们的娱乐、消遣等需要得到较好的满足。全民健身管理的目标则是促使全民健身组织既定目标得以顺利实现。

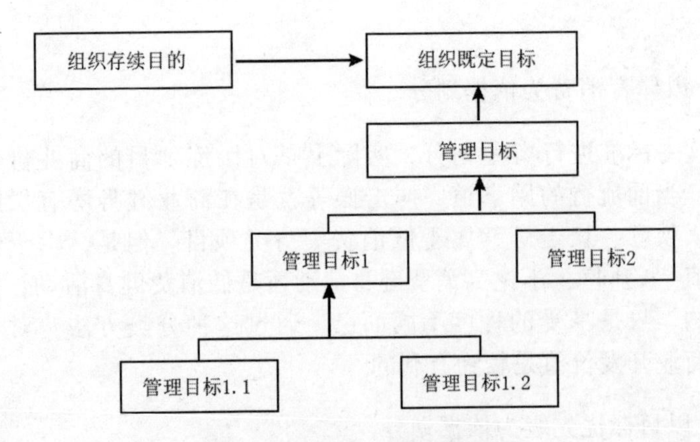

图 7-1　全民健身管理的目标

现阶段，需要实现增加体育人口、开展国民体质监测、进行全民宣传、培训全民健身干部、筹措全民健身经费等一系列管理工作子目标，才能使全民健身的管理目标得以更好地实现。

(二) 全民健身管理的任务

任务是目标的具体化。从当前形势来看，全民健身管理的基本任务主要有以下几个方面。

1. 使健身人口增加，国民健康水平得到有效提高

我国全民健身的根本目标就是使健身人口进一步增加，国民健康水平得到有效提高，而将这一目标落实到全民健身管理工作中则需要广泛开展形式多样、健康文明的全民健身活动，动员更多的人参与全民健身活动。所谓使更多的人参与，就是要做到以下 3 个方面的要求：首先，要使正在参与的人坚持下去；其次，要使中断参与的人重新参与；最后，要使尚未参与的人尽快参与。

2. 使全民健身的效果得到有效提高

作为健身的主体，人本身就具有非常重要的地位和作用。我国人口众多，全民健身一定要使各类人不同的需要都得到较好的满足，并使人们得到不断的发展。全民健身管理工作要不断地为人民群众创造和提供科学文明、丰富多彩的体育知识和技术，从而使人们健身的效果得到进一步的提升。

(三) 全民健身管理的原则

对于全民健身来说，对其进行管理是需要遵循一定的原则的，具体来

说，应遵循的原则主要有以下几个方面。

1. 整分合原则

全民健身管理目标的多样性使得管理者难以准确地确定目标，而应用整分合原则，可以使复杂多样的目标条理化、系统化，构成科学的目标体系。

（1）全民健身管理的整分合原则的基本内容。就全民健身的管理目标而言，在管理过程中遵循整分合原则应具体做好以下 3 个方面的工作。从整体意义上来说，对全民健身系统的总体目标进行总体的本质把握。这是构筑目标体系的基础，是整个目标体系的纲领。增强人民体质，提高全民素质和生活质量，就是全民健身的根本目标所在。另外，将全民健身的总体目标科学地分解为一个个分目标，逐一实现。从组织系统的角度，可以把组织的总体目标分解为下属各个单位的目标。例如，可以把一个省的目标分解后分配到各个市，成为各市的目标；从管理要素的角度，可以对总体目标进行分解，最终成为人事目标、财务目标和物质配置目标。

第三方面，对全民健身的多个目标进行总体组织综合。实现系统的总体目标分工不是管理活动的终结，是管理活动的细化和继续。分工后的各个环节，可能在时间、空间、数量和质量等方面脱节。因而需要严密的组织，有力地协调，实现科学有效的综合。

（2）全民健身管理的整分合原则的注意事项。这样一个从总体到分解综合的过程，能够将整分合原则的主要含义反映出来。由于全民健身管理系统存在着复杂性，因此，社会环境的差异，参与人员的差异以及活动内容的差异，都会在不同程度上影响全民健身。因此，这就要求以不同的情况为依据来有针对性地采取不同的管理办法。

另外，在全民健身活动管理过程中贯彻执行整分合原则时，要对以下几个方面加以注意。

第一，分解不是管理职能和职权的分解，而是对全民健身管理目标的分解。任何一个承担任务的组织或个人，必须对所承担的工作具有计划、组织、控制等全面职能。

第二，承担全民健身任务的组织或个人，应享有必需的人、财、物上的自主权，实现责、权、利的一致。

第三，要对全民健身活动内容和形式的区别加以注意。由于参与全民健身活动的人们有着千差万别的体育需求，因此全民健身的内容也是千姿百态。

第四，要对参与全民健身人员的区别加以注意。全民健身参与人员的构成极为复杂，对于不同年龄、性别、职业，不同文化和社会背景以及参与体育活动的不同动机等要有所区别。

2. 社会化原则

动员和团结各部门、各行业、各社会团体，共同抓好全民健身工作，使全民健身活动进入家庭，深入社会，这就是所谓的社会化原则。

在全民健身活动管理过程中贯彻社会化原则，需要对以下几个事项加以注意。

第一，全民健身管理者应提高对体育社会化的认识。

第二，体育系统要尊重其他各部门的意见，善于团结，一起抓好全民健身工作，处理好相互之间的关系。

第三，改革体育体制，突破纵向，打开横向，调动各种社会力量的积极性，促进全民健身社会化。

（四）全民健身的科学化管理方法

实现目标的手段，就是所谓的方法。由此可以得知，在全民健身管理活动中，为实现全民健身管理目标，所采取的各种具体手段和措施，就是全民健身管理的方法。管理原则是制定管理方法的基准，管理方法是管理原则的具体化。因此，全民健身的管理方法也一定要根据全民健身管理的基本原则和全民健身的具体情况来确定。

由于我国全民健身具有广泛性、业余性、自愿性、松散性等显著特点，因此，在制定全民健身工作的管理方法时，要对这些特点进行充分的考虑。要想实现全民健身的科学化管理，应综合运用以下管理方法。

1. 行政方法

行政方法是全民健身管理中的一个基本方法，具体是指按照一定的职权范围，下达指令直接指挥管理对象的方法。

（1）行政方法的基本特点。行政方法具有较为显著的特点，主要表现在以下几个方面。

第一，强制性特点。行政方法具有鲜明的强制性，究其原因，主要是由于行政方法是通过各种行政指令来对管理对象进行指挥和控制，这些指令是上级组织行使权力的标志，下级必须贯彻执行。

第二，权威性特点。行政方法是否有效，所发出指令的接受率以及上下级之间的沟通，最重要的决定性因素就是管理者的权威。

第三，针对性特点。行政方法是不断变化的，其变化在实施的具体方式、方法等方面都有所体现，变化的依据是对象、目的和时间在不断变化。这也使行政方法具有一定的局限性，往往只对某一特定时间和对象产生起决定性作用。

（2）行政方法的执行方式。在实行行政方法时，下达指令的方式包括命令、指令、条例、规定、通知和指令性计划等。

2. 经济方法

经济方法是全民健身管理中的一个基本方法，是指使用经济的手段，利用经济利益的后果影响被管理者的方法。

（1）经济方法的基本特点。同行政方法一样，经济方法也具有其本身显著的特点，具体如下。

第一，间接性特点。经济方法是通过对各方面经济利益的调节来进行的，是间接性的，如物质奖励等经济方法的运用等，并不能对人们的行为方式进行直接干预。经济方法实现调动积极性、提高工作效率的目标是通过对人们的价值取向和行为的引导、激励达到目的的。

第二，有偿性特点。运用经济方法，要求组织之间的经济往来应根据等价交换原则，实行有偿交换，因此，在全民健身管理工作中运用经济方法，必须注重多种方法的综合运用，强化思想教育，以促进全民健身目标的尽早实现。

第三，关联性特点。经济方法具有较宽的影响面、涉及的因素也较多，而且每一种经济手段的变化都会影响到全民健身管理系统内部多方面的连锁反应。因此，在管理中运用经济方法，应把握具体管理对象的特殊性质，注重对未来发展的预测，使经济方法将其应有的作用充分发挥出来。

（2）经济方法的执行方式。在推动全民健身管理工作的过程中，采用经济方法进行管理时，往往会用到拨款、投资、赞助、奖金、罚款等经济手段和经济责任制、承包制、招标制等经济制度，全民健身活动才有经济效益可言。实际工作中可采用的具体经济方法主要有以下几种。

第一，尽可能争取赞助，保证集资的广泛性。在社会上开展群众性体育活动的资金，可从这个单位争取一点，那个单位争取一点，有钱的出些钱，有物的出物。此外，全民健身可以用集资、自己负担自己的办法，比如参加某项活动，部门、单位、个人交报名费，或大家凑一点，把钱集中起来搞活动。

第二，将奖励与处罚有机结合起来。该方式对于个人和集体都是适用的。具体操作时，可规定一定条件下奖励与处罚的标准，可以是物质的奖励与处罚，也可以是精神的奖励与处罚。比如规定一次活动出席人数达到什么比例奖励多少，达不到如何处罚等。在奖励和处罚中要注意调动集体的荣誉感，用集体利益调动或制约个人行为。

第三节　全民健身效果的评价

一、全民健身效果评价的概念与意义

（一）全民健身效果评价的概念

通常情况下，可以将全民健身效果的评价大体分为两个基本层面，一个是宏观层面，另一个是微观层面。从宏观层面上说，全民健身效果的评价主要体现在国家和社会推进全民健身的政策措施的制定和执行上。国家应当在把握现代社会和广大民众对体育需求的基础上，制定出切实可行的推进全民健身的政策措施，并保证其得到良好的贯彻实施。全民健身事业与整个文化事业的和谐和可持续发展，也是全民健身效果评价的重要体现。

（二）全民健身效果评价的意义

具体来说，全民健身效果评价的意义主要表现在以下几个方面。

第一，在宏观层面上对全民健身的效果进行评价，国家有关部门以全民健身的需要和现实情况为依据，根据实际进程及时调整全民健身的政策措施，对整个社会的全民健身工作有序地发展以及全民健身事业与其他文化事业的协调起到积极推进作用。

第二，全民健身效果个体评价的反馈作用非常重要。比如，体育健身效果测定与评价中的良性结果，对于锻炼者的积极性和兴趣的调动有着积极的作用；其不良结果为运动后的不良反应提供预警机制，为锻炼方法的改进提供了有用的信息。

二、全民健身效果评价的类型划分

全民健身效果的测定方法有很多种，可依据不同的需要灵活选用。具体来说，全民健身效果评价的类型划分主要有以下几种。

（一）纵向评价与横向评价

以时间的纵深发展来评价全民健身的效果，就是所谓的纵向评价；从现代社会的大背景来评价全民健身的效果，就是所谓的横向评价。俗话说，有比较才有鉴别。通过对历史和现代的、过去的和现在的、目前的和将来的、现实的和预期的材料进行分析评价，才能坚持用历史唯物主义的观点看待问题，才有可能把握我国全民健身运动的发展规律和未来趋向。通过对国际、国内以及各个地区的横向比较，才可能分析出各个国家和地区在全民健身运动中的差异和不同，才能扬长避短，从而使全民健身工作的思路得到进一步的拓展。

（二）自我评价与他人评价

自我评价主要通过主观感觉、观察进行定性检查和评价，也可采用较为简易的定量测评方法。

他人评价是以特定要求为依据由专人进行的评价，其主要特点是需要特定的设备和仪器，但客观性较好，比较规范。他人评价要有一定的组织工作。

参考文献

[1] 张金铭. 体质健康测评的基本理论与方法研究 [M]. 杭州：水利水电出版社，2018.

[2] 张宏艺，何仲涛，徐俊华. 国民体质监测与评价 [M]. 北京：科学出版社，2017.

[3] 国家体育总局. 全民健身国家战略 [M]. 北京：人民体育出版社，2016.

[4] 刘星亮. 体质健康概论（第二版） [M]. 湖北：中国地质大学出版社，2016.

[5] 陈琦，麦全安. 体质健康评价与运动处方 [M]. 北京：高等教育出版社，2015.

[6] 李冲. 学生体质健康测试中弊端及后续管理服务研究 [J]. 当代体育科技，2015（12）：35.

[7] 姚健，于宏亮，张树来，苏镇南. 学校体育在青少年体质健康促进工程建设中的路径选择 [J]. 南京体育学院学报（自然科学版），2015（02）：6.

[8] 董静梅，陈佩杰，欧阳林. 我国青少年体质健康促进的社会学归因与策略 [J]. 首都体育学院学报，2014（03）：101.

[9] 士敏，孙俊涛. 我国青少年学生体质健康现状综述 [J]. 运动，2013（09）：49.

[10] 孙忠伟，张冰，马慧敏. 中美学生体质健康测试管理系统的比较 [J]. 体育学刊. 2013（03）：21.

[11] 王凤仙.《国家学生体质健康标准》测试与数据上报存在的主要问题及其解决策略 [J]. 体育学刊，2013（03）：22.

[12] 王家洪. 我国高校学生体质测试现状分析与对策研究 [J]. 华章，2013（24）：68.

[13] 杨孝永，傅强.《国家学生体质健康标准》选测项目比较研究 [J]. 上海体育学院学报，2013（04）：13.

[14] 姜卫芬，金宗强，王有惟. 我国普通高校大学生体质健康测试管理闭环机制的设计 [J]. 平顶山学院学报，2012（02）：181－122.

[15] 宋逸,张芯,马军,张冰,胡佩瑾,董彬. 2010 年中国中小学生超重与肥胖的行为影响因素[J]. 中华预防医学杂志，2012(09)：421－422.
[16] 张芯，宋逸，杨土保，张冰，董彬，马军. 2010 年中国中小学生每天体育锻炼 1 小时现状及影响因素［J］. 中华预防医学杂志，2012(09)：69.
[17] 宋秀丽，肖林鹏. 我国学生体质健康教育现状分析［J］. 体育文化导刊，2012（05）：103－106.
[18] 武林，李军兰，李晓敏. 大学生体育态度与体育锻炼量的相关性研究［J］. 太原师范学院学报（自然科学版），2011（03）：155－157.
[19] 李海燕，陈佩杰，庄洁. 上海市青少年体力活动现状与体质健康相关性研究［J］. 上海预防医学，2011（04）：1.
[20] 季成叶. 正视和积极应对生长长期趋势的负面影响［J］. 中国学校卫生，2011（10）：1.
[21] 杜小安，朱斌. 大学生体质健康测试后续服务管理模式与运用［J］. 成都体育学院学报，2010（08）：23.
[22] 陈南. PDCA 循环在工程项目进度管理中的应用［J］. 城市建设理论研究（电子版），2018（21）：38.
[23] 谢龙，赵东平，严进洪. 青少年体育锻炼态度与行为的关系性研究［J］. 天津体育学院学报，2009（01）：21.
[24] 迟荣国，贺业志. 体育行为与体质健康［J］. 山东体育学院学报，2008（12）：24.
[25] 甄志平，毛振明.《国家学生体质健康标准》指标体系结构与嬗变研究［J］. 西安体育学院学报，2008（02）：4.
[26] 伍鸿鹰，罗荣保，汤长发，贺洪. 《学生体质健康标准（试行方案）》存在的问题及建议［J］. 首都体育学院学报，2007（06）：15.
[27] 何玲，任弘. 当代城市青少年儿童体质与健康状况研究［J］. 中国青年研究，2007（11）：3.
[28] 梅建. 青少年儿童 1985～2005 年体质健康发展状况和对策研究［J］. 中国青年研究，2007（11）：6.
[29] 肖国良，王冬梅，肖国栋. 对《学生体质健康标准》的理性思考［J］. 西安体育学院学报，2006（06）：31.
[30] 周志雄，季钢，张凡.《学生体质健康标准》中心血管功能评定指标的同质性和有效性的实验研究［J］. 体育科学，2006（11）：13.
[31] 王明俊，王玲，魏瑜. 大学生体质健康标准权值的思考［J］. 西安体育学院学报，2006（06）：19.

[32] 杨鄂平，童丽平，李传东，万强，文智. 体育教学与体育态度学习关系的综述 [J]. 北京体育大学学报，2006（07）：20.
[33] 胡泳. PDCA 循环管理法：抓住质量管理活动的规律 [J]. 中国防伪，2005（03）：26-28.
[34] 雷壮吉. 浅谈戴明环循环的管理模式 [J]. 石油库与加油站，2004（02）：14-15.
[35] 赵俊荣. "知、情、意" 等因素在高师学生终身体育态度形成中的意义 [J]. 北京体育大学学报，2004（12）：33.
[36] 张素霞. 大学生体育态度和体育行为的因果关系 [J]. 体育学刊，2003（03）：18.
[37] 季成叶. 中国青少儿生长发育现状及趋势和干预建议 [J]. 中国学校卫生，2003（01）：1-4.
[38] 刘一民，孙庆祝，孙月霞. 我国大学生体育态度和体育行为的调查研究 [J]. 中国体育科技，2001（01）：8.

后　记

全民健身是体育运动的重要组成部分，是全面建设小康社会、构建社会主义和谐社会的重要内容，在提高全民族健康素质、丰富人民群众精神文化生活等方面日益发挥出不可替代的价值和作用。体质与健康间的问题，对提高全民健康水平有着较为深远的意义，学术界最有权威的观点认为：体质是健康的物质基础和前提，健康是体质的外在表现或状态，健康内在地包含着体质，体质是健康的一个方面，体质与健康之间是母项与子项的关系，即属种关系。体质是母项，健康是子项，体质包含健康。

康体新环境下，作为全民体质健康践行队伍中的一员，多年的实践赋予本人的使命感让作者想在这样一个新旧更迭的历史节点为全民体质健康事业贡献一份建议——一份承载着经验总结，同时深藏未来展望的教育蓝图。于是，不禁欣然起草。

不想这一提笔，便挥毫了数月时光。在这其中，免不了写作瓶颈期的困顿与苦涩，行至至艰之时，竟曾不止一次萌生退意，如今说来，难掩惭愧。不过回首来路，作者收获的，更多的是业内人士的热心指点与交流、课题完结时的喜悦以及看到体质健康事业日渐步入正轨时的欣慰。终是成书，不负岁月编织下，硕果累累的流年。

本书通过体质与健康、我国居民体质健康状况、国内外人群体质状况进行深入研究分析，讨论了我国体质监控、体质监控测量的问题及意义，进而得出运动健身对体质健康的促进作用，提出康体新举措之全民健身。本书理论观点清晰新颖，实践论述详尽实用，不仅做到了理论与实践的有机结合，也体现了最新的研究方向与成果。本书结构严谨合理，语言通俗易懂，便于读者阅读和理解。

本书由普春旺（玉溪师范学院）负责第一章、第二章、第三章、第四章的撰写工作；杨晨飞（玉溪师范学院）负责第五章、第六章、第七章的撰写工作。

本书在写作过程中参阅了相关文献与资料，同时为保证论述的准确与全面，引用了许多专家与学者的相关研究成果与观点，在此对他们表示诚挚的谢意。因写作水平有限，书中不免有疏漏之处，恳请广大读者批评指正。